消化道常见疾病
有问必答

上海市中医医院余莉芳老中医工作室
上海市中医医院脾胃病科
编著

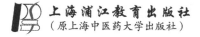

上海浦江教育出版社
（原上海中医药大学出版社）

图书在版编目(CIP)数据

消化道常见疾病有问必答/上海市中医医院余莉芳老中医工作室,上海市中医医院脾胃病科编著. —上海:上海浦江教育出版社有限公司,2017.3(2023.10 重印)

ISBN 978 - 7 - 81121 - 489 - 5

Ⅰ.①消… Ⅱ.①上…②上… Ⅲ.①消化系统疾病—常见病—诊疗—问题解答 Ⅳ.①R57 - 44

中国版本图书馆 CIP 数据核字(2017)第 058329 号

上海浦江教育出版社(原上海中医药大学出版社)出版

社址:上海海港大道 1550 号上海海事大学校内 邮政编码:201306

电话:(021)38284910/12(发行) 38284923(总编室) 38284910(传真)

E-mail:cbs@shmtu. edu. cn URL:http://www. pujiangpress. com

上海商务联西印刷有限公司印装 上海浦江教育出版社发行

幅面尺寸:140 mm×203 mm 印张:6.375 字数:142 千字

2017 年 3 月第 1 版 2023 年 10 月第 3 次印刷

责任编辑:倪项根 封面设计:孔庆虎

定价:38.00 元

《消化道常见疾病有问必答》

编　委　会

主　　编　余莉芳

副主编　李毅平

编　者　（以姓氏拼音为序）

胡　晔　李　勇　李毅平　刘　晏

潘相学　沈　莹　汤　健　王　健

叶　悟　余莉芳

序　一

随着人口老龄化进程加速和疾病谱从以传染病为主向以慢性非传染性疾病为主的转变,医学模式正逐渐由传统的生物医学模式向生物—心理—社会模式转变。患者现在已经不再满足于把疾病康复的全部希望全权交给医生,人们正在探索一种基于康复、预防、保健等大健康方面的医患互动性合作关系。

我院余莉芳老中医工作室编著的《消化道常见疾病有问必答》,汇聚了余莉芳教授从医五十余载的心得体会以及李毅平主任领衔的脾胃病科长期的临床经验,奉献给关爱健康的人们。

《消化道常见疾病有问必答》将深奥的医学理论与多年的临床经验相结合,将浩如烟海、晦涩难懂的医学专著,以浅显通俗的语言向患者娓娓道来,为广大消化道疾病患者提供迫切想要了解的一系列指导。贴近生活的语句使得医患之间的对话变得事半功倍。

余莉芳教授从医五十余载,曾任我院大内科主任兼消化科主任,享受国务院特殊津贴。为了继承和发扬余教授的学术思想和宝贵的临床经验,2004年我院成立了余莉芳老中医工作室。工作室全体医师在余莉芳教授的带领下认真地对本书进行编辑、整理、修改,这是他们心血的汇聚和智慧的结晶。

　　非常高兴能为本书作序，希望《消化道常见疾病有问必答》能够为患者带来更多健康的指引，也祝愿余莉芳老中医工作室为中医学事业的发展作出更大的贡献。

上海市中医医院院长

2016 年 11 月 30 日

序 二

近年来,随着社会经济发展水平的提高以及人们生活条件和文化水准的提升,社会大众对于自身健康的关注日趋增强。国家卫生计生委按照中央要求研究起草的《"健康中国2030"规划纲要》,将坚持以保障人民群众健康为中心,从大健康的高度出发,加强全局性、战略性思考,推动解决当前和长远重大健康问题,为人民群众营造健康福祉。21世纪社会已进入"健康时代""养生世纪"。从医学的发展历程看,曾历经了临床医学、预防医学、康复医学、保健医学、自我保健等5个阶段。可以说,现代的医疗卫生事业更加注重更全面的健康管理,而不仅仅是治病用药;更加注重全民的健康理念养成和主动性的自我保健参与,而不仅仅是寻医求诊。在临床门诊中,患者希望与医生作更多的交流和咨询。医生的职责除以前单纯负责对疾病的诊断治疗外,也更多地担负起健康的宣教,以顺应时代的进步和社会的需求。实践证明,医生将更多的防病治病知识通过合适的形式,让更多的患者熟悉掌握,可以大大增进医患互信,改善医患关系,增强患者配合治疗的依从性。这对于提升全民健康认知水平也是一件福泽大众、利国利民的有益善举。《消化道常见疾病有问必答》一书正是在这样的背景下应运而生的。

《消化道常见疾病有问必答》是由我院名老中医余莉芳教

授策划并带领我院余莉芳老中医工作室的同仁和脾胃病科医师们编撰完成的。余莉芳教授长期从事消化系统疾病的临床诊治,对慢性萎缩性胃炎、胆汁反流性胃炎、胃癌前病变、功能性消化不良、顽固性便秘、胃肠病伴抑郁焦虑症等疾病的诊治具有丰富的临床经验。余莉芳教授中医理论功底深厚,强调中西结合,治病求本,选方用药清灵有效。

该书以严谨的科学态度,通俗易懂的表述,采用医患问答的形式较为系统而全面地介绍了消化系统的构造与功能,以及食管、胃、肠道(包括胰腺、胆囊)等消化系常见疾病的病因、症状、诊断、检查方法、中西医治疗措施和日常自我预防、调养护理等丰富的内容。全书既有现代医学知识的分析,又将中医传统理论融汇其中;既有专业性、权威性,又有通俗性、知识性;不但是老中医工作室的课徒教本,又可供广大病友和市民作为自我预防、主动摄养的参阅,非常实用。

乐于为序。

上海市中医医院副院长

刘敏

2016 年 11 月 15 日

前　　言

　　中医学认为脾胃是人体的"后天之本"，中医的脾胃相当于西医的消化系统，它们是为人体提供营养和能量的重要器官。只有吃对了、消化好了，人的气血化生来源充足，身体才会强壮。所以，它们是人体的健康之本。这个道理再浅显不过，但就是这最简单的道理，却往往被人们忽视，许多人常不以为然。

　　随着社会经济的发展，食品丰富了，极大地诱惑着我们的食欲，人人想多吃些、吃好些，什么山珍海味、烧烤腌熏、酸甜辛辣，凡能满足味觉的都敢吃；能刺激兴奋精神的，再多再烈的酒也敢喝。其后果可想而知，我们的胃肠受伤了，消化出了问题，大大影响了健康，以至每个医院的消化科门诊病人都应接不暇。

　　病人一多，医生只能快速应诊，难以作详尽的解释，更无暇告知养生保健，病人对自己的疾病一知半解，缺少饮食调养方面的知识。所以，很多消化道的疾病反复发作，难以痊愈。病人不够满意，医者也感到遗憾。

　　为此，我们上海市中医医院余莉芳老中医工作室和脾胃病科的同仁们萌发了书写《消化道常见疾病有问必答》的想法，以通俗的语言，300条问答的形式，讲解消化道各脏器的结构、功能以及这些器官常见疾病的病因、症状、诊断、治疗原则和预防措施，更提出饮食调养的方方面面，还涉及胃镜、肠镜检查、Hp（幽门螺杆菌）治疗、消化道疾病与精神情绪的关系等有关知识。

中医重视脾胃，提出"胃喜润而恶燥""脾宜运则健""六腑以通降为顺"等理论，这些理论至今仍有效地指导着我们中医的临床治疗，显现出独特的疗效。

我们希望阅读到这本书的朋友们，能从思想上和行动上真正重视我们的脾胃健康，愿借助它为您的消化道疾病治疗和康复提供有益的帮助，弥补我们医者医嘱的不足，使您的消化道疾病尽快痊愈，让您的"后天之本"更坚实。本书为您奉上的，正是这个美好的愿景。

不足甚至讹误之处，请不吝赐教。

上海市中医医院余莉芳老中医工作室

余莉芳

2016 年 11 月

目　　录

七、幽门螺杆菌感染/160

一、消化道各脏器结构功能

1 什么是消化道?

消化道从我们的口腔开始，到肛门结束，包括口腔、咽（喉）、食管、胃、小肠、大肠和肛门。

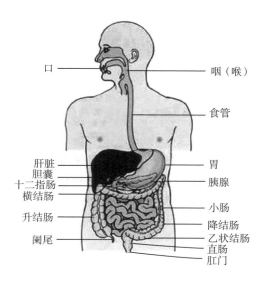

口 —— 咽（喉）

食管

肝脏
胆囊
十二指肠
横结肠

升结肠

阑尾

胃
胰腺

小肠
降结肠
乙状结肠
直肠
肛门

人体消化道示意

2 食物在口腔内如何消化？

　　食物进入口腔，除了用牙齿咀嚼外，主要依靠唾液润滑和初步消化。唾液中含有一种重要的消化酶，叫"淀粉酶"，唾液中的淀粉酶可以将食物中的淀粉分解成糊精，一部分还可继续被分解成麦芽糖，然后通过吞咽将食物经咽喉送入食管。

3 唾液从哪里来？

　　我们的口腔里有 3 对大的唾液腺，分别是腮腺、下颌下腺和舌下腺。我们的唾液大约 70％ 由下颌下腺分泌，25％ 由腮腺分泌，5％ 由舌下腺分泌。当然，我们还拥有一些小的腺体。在我们饥饿时，看到诱人的食物或闻到食物的香味，口腔里就会有大量的唾液分泌出来，这就是我们常说的"馋得口水直流"。

4 为什么要提倡细嚼慢咽?

如果我们吃东西很快,食物在口腔里停留的时间就很短,那么食物被淀粉酶分解的量就很少,达不到初步消化的目的。为了充分发挥淀粉酶的作用,我们建议大家吃东西的时候要细嚼慢咽,有胃肠病的人更应注意。

5 为什么细细咀嚼米饭和馒头时会感到微甜?

米饭和馒头等属于多淀粉食品,当我们细细咀嚼它们时,这些淀粉一部分已经变成麦芽糖了,所以我们会有微甜的感觉。

6 食管在哪里?

我们的食管位于脊柱的前面,上端与咽相连,下端与贲门相接,是一条扁的肌性管道,长 25～30 厘米。

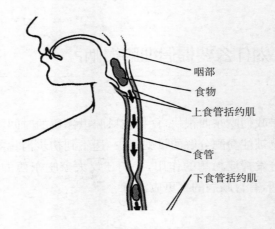

咽部

食物

上食管括约肌

食管

下食管括约肌

食物在食管中移动示意

7 下食管括约肌有什么作用?

食管的下端与胃交界处有一段长 3~5 厘米的高压带,称为下食管括约肌。当吞咽食物引起食管的蠕动传到这一高压带时,下食管括约肌就放松,压力下降,食物通过后即恢复到原来的压力,下食管括约肌的静止压力比胃底部压力高得多。因此,下食管括约肌有阻止胃内的食物反流到食管的作用。

8

胃在人体哪个部位？

胃是人体消化器官最宽大的部分，位于上腹部。上端由贲门与食管下端相连，下端由幽门与十二指肠相连。成人胃的形状和容量因人而异。胃有两个面，即前面（前壁）和后面（后壁），两个弯，即大弯和小弯，两个口，即贲门（入口）和幽门（出口）。

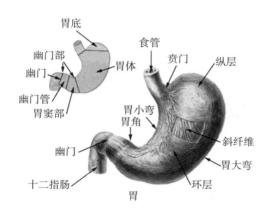

胃的解剖示意

9 胃有哪几个部分?

胃可分成 4 个部分,即贲门部、胃底部、胃体部和幽门部。贲门附近的小区域称为贲门部,在胃的最上端;从贲门平面向左上方膨出,呈圆顶状的部分称为胃底部;贲门部以下,胃的大部分为胃体部;幽门近侧的管状部分称为幽门管,幽门管与胃体之间的部分称为胃窦部,幽门管与胃窦部合称幽门部。

10 胃有哪些功能?

胃具有运动和分泌功能。它接受和贮存吃进的食团,并将食团磨碎与胃液混合形成食糜,进而将食糜逐步分批推入小肠。胃腺可以分泌胃液,胃液主要成分为胃蛋白酶、盐酸和黏液。胃蛋白酶(有 7 种蛋白水解酶)可以对食物中蛋白质进行初步消化水解。胃酸的酸度很高,不仅能杀死进入胃内的细菌,而且能把食团浸泡松软,并使胃蛋白酶保持充分的活性。因此,胃是消化的重要器官。

11 胃酸会损伤自己的胃黏膜吗?

胃黏膜不会受自身胃酸的浸润、破坏,因为它具有自身的保护作用——胃黏膜屏障作用。(详见后述)

12 胃黏膜的组成是怎样的?

胃黏膜是胃壁的最内层,经常与咽下的食物、饮料相接触,最易受到伤害。胃黏膜在显微镜下可见由三层结构组成,即上皮层、固有层(黏膜下层)和肌层。

上皮层有上皮细胞,能分泌黏液,具有保护黏膜作用。

固有层由疏松结缔组织和弹力纤维组成,内有血管、神经、淋巴及一些腺体,炎症和癌症常在此层内扩散。

肌层由三层走行方向不同的平滑肌组成,外层为纵形肌,中层为环形肌,内层为斜形肌,在环形肌与纵形肌之间,含有肌层神经丛。在贲门处与食管的纵行肌层相延续,在幽门处与十二指肠的纵行肌层相连续,胃的各种生理运动功能要靠肌层完成。

13 胃黏膜屏障有何作用?

胃黏膜屏障的作用是:

(1) 具有分泌黏液等作用,能保护胃黏膜表层上皮;

(2) 胃黏膜上皮每2～4天更换新生一次,使胃黏膜上皮始终保持新生状态;

(3) 胃黏膜上皮细胞能分泌前列腺素、一氧化氮、降钙素和一些肽类物,这些物质能使血管扩张,使胃黏膜有足够血液供给营养,促进胃黏膜不断新生;

(4) 胃的血液供给极为丰富,可保证胃黏膜功能完整。

14 什么情况下胃黏膜会损伤?

正常胃黏膜屏障作用的维持依赖于黏膜损伤因素与黏膜防御因素的相对平衡。损伤因素的增强和(或)防御因素的削弱,均可导致两者动态平衡的失调,从而引起黏膜屏障的损伤。

胃黏膜一旦受到攻击,产生炎性反应,就会破坏胃黏膜的屏障防御作用,引起胃黏膜损伤。

15 胃酸的多少对胃有什么影响?

　　胃酸过少,会引起消化不良,出现食欲减退、食入不化;胃酸过多,会侵犯胃和十二指肠黏膜,引发炎症和溃疡。

16 小肠在哪里?

　　小肠起自幽门,止于回肠末端,盘曲在腹腔里,长 5～6 米。
　　小肠分为十二指肠、空肠和回肠。远端至回盲部与大肠相接。

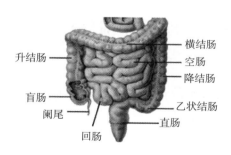

升结肠　　　　　　　　　横结肠
　　　　　　　　　　　　空肠
　　　　　　　　　　　　降结肠
盲肠　　　　　　　　　　乙状结肠
阑尾　　　　　　　　　　直肠
　　　回肠

人体肠道示意

17 小肠有什么作用?

小肠是我们人体完成食物消化吸收最重要的管道,换句话说,食物的消化和吸收功能主要由小肠来完成。

从胃来的酸性食糜一旦进入十二指肠,就会刺激胆汁、胰液、肠液的分泌。小肠节律性的收缩运动使食糜充分与消化液混合,经过胆汁、胰液和小肠液的作用,食物中大分子化合物(如蛋白质、脂肪、多糖等)被转化为小分子物质(如单糖、氨基酸、低聚肽、乳糜微粒等),然后通过小肠绒毛被吸收入血,运送到全身各处,最后把剩余的食物残渣推向大肠。

18 大肠分哪几个部分?

大肠分为盲肠(包括阑尾)、结肠(升结肠、横结肠、降结肠、乙状结肠)和直肠。

19 什么是回盲瓣？有什么作用？

回肠末端向盲肠突出，形成上、下两片唇状瓣，称为"回盲瓣"。回盲瓣能防止结肠内容物逆流入小肠。同时也能控制已被消化的食糜间断性地进入结肠。因此，回盲瓣的作用不可小看哦！

20 大肠有什么作用？

大肠是消化道的最后部分。它的作用主要在于吸收食物残渣中的部分水分和少量无机盐（正常人每天从大肠里吸收水分 500～800 毫升），使食物残渣逐渐从半流体状变成半固体状，从而形成粪便经肛门排出体外。同时，大肠的黏膜腺体可以分泌黏液，有保护肠黏膜和润滑粪便的作用。

二、食管疾病

21 什么是反流性食管炎(RE)?

反流性食管炎是由于胃和(或)十二指肠内容物(特别是胃酸)反流到食管,并引起食管黏膜炎症的一种病变。

22 哪些症状可提示有反流性食管炎?

反流性食管炎典型症状有烧心、反酸、胸痛、反胃等。

(1)烧心:是反流性食管炎最常见的症状。50％以上病人都有此症状。烧心是指胸骨后烧灼感或疼痛,多在餐后1小时左右发生。吃得越多,症状越明显。

(2)反酸:是指带有酸、苦味的消化液,或伴少量食物向咽喉部方向流动的感觉。常因体位改变、季节变化或吃一些特殊食物,如身体前屈、仰卧、激烈运动、受凉,饮冷热粥、浓茶、咖啡、甜饮料以及吃过咸和酸醋辛辣之品等诱发或加重。

（3）胸痛：疼痛多位于胸骨后、剑突部,常放射到胸部、肩颈部或背部等。呈隐痛、闷痛、刺痛或烧灼痛。

（4）反胃：指胃内容物在不用力的情况下上溢,涌入口咽部。

除此以外,还可能出现短暂的咽下困难、胸骨后或者胃部的堵塞感、嗳气、恶心、胃胀等症状。

反流性食管炎还可伴有一些消化系统以外的症状,例如咽部异物感、呛咳、咽痛、音哑、哮喘等。

23 有反酸或烧心等反流症状,就一定是反流性食管炎吗?

凡是因胃内容物反流入食管而引起不适的疾病,我们都称为胃食管反流病。它可以分三种：糜烂性食管炎、非糜烂性食管炎、Barrett 食管。

糜烂性食管炎,除烧心等症状外,在内镜下可见食管黏膜的充血、糜烂等病变。

那些有反酸、烧心、食管段不适症状,但胃镜下未见食管黏膜病变的病人,属于胃食管反流病中非糜烂性食管炎。这类病人可以通过 24 小时食管 pH（酸碱度）监测等来协助诊断。

Barrett 食管是指食管鳞状上皮被化生的柱状上皮取代,且必须在胃食管交界处 3 厘米以上出现柱状上皮才能确诊,它的发病率仅为胃食管反流病的 0.3%～2%,目前被公认为食管癌的癌前病变。

24 什么是非糜烂性食管反流病（NERD）?

非糜烂性食管反流病是胃食管反流病的一个类型，是在内镜下未见 Barrett 食管及食管黏膜糜烂和（或）破损，但存在有反流不适症状的食管反流病。在胃食管反流病相关症状的人群中，它的发病率为 $50\%\sim70\%$。

25 食管炎的胸痛和心绞痛有什么不同?

食管炎的胸痛和心绞痛确实有相似之处，很难绝对从部位来进行鉴别，疼痛大多于饱餐后发作或加重，服用硝酸甘油均可暂时缓解疼痛，这是因为食管和心脏的感觉神经在体壁和皮肤上的投射定位相互重叠，所以二者有类同之处。但是，食管炎的胸痛持续时间较长，而心绞痛发作时间短暂。我们还可以通过心电图等进一步检查给予确诊或排除。

26 食管炎的病人会出现什么样的咽喉部症状？

部分患者可出现咽部异物感（梅核气）、声音嘶哑、咽喉痛，经常有清喉、咳嗽等症状，目前认为是反流物刺激引起的。

27 慢性咳嗽的病人，有必要做胃镜吗？

说到胃食管反流，大家想到的往往是烧心和反流。但是，其实胃食管反流还可以引起另一类表现，我们称之为食管外症状。其中，最为主要的就是咳嗽、咽部不适、哮喘，这些症状已经被证实与胃食管反流病相关。

反流性食管炎的反流症状会增加咽喉疾病以及肺部疾病的风险。虽然治疗胃食管反流不能完全治愈慢性咳嗽、慢性咽喉炎以及哮喘，但是反流会是一个潜在的加重因素。所以，患有慢性咳嗽、慢性咽喉炎、哮喘以及牙病的患者，凡久治不愈的，在进行相关治疗的同时，建议进行胃镜检查，以排除食管反流所带来的影响。

28 食管炎有哪些并发症?

（1）食管狭窄。8%～20%的患者如不积极治疗会发生此病，主要为溃疡和炎症所致，在伴有 Barrett 食管时更易发生。病人表现为渐进性吞咽受阻，尤其在吃固体食物时最明显。

（2）出血。为食管炎渗血所致，表现为黑便，而呕血等大出血的情况较少见。

（3）Barrett 食管。Barrett 食管被公认为食管癌的癌前病变，发病率为 0.3%～2%。

29 得了 Barrett 食管就一定会得食管癌吗?

按照上皮病理组织学特点 Barrett 食管又可以分为：胃底型、交界型及特殊型，其中：特殊型是不完全型肠化生，此型最常见而且癌变率高；而不典型增生，则是目前癌变危险的最主要信号，与癌变关系最为密切。因此，Barrett 食管病人的内镜随访是很重要的。

一旦确诊 Barrett 食管，应每 1～2 年做 1 次胃镜检查。对于轻度不典型增生患者，推荐每半年至 1 年复查胃镜 1 次。

30 除了吃药和手术，Barrett 食管还有其他治疗方法吗？

随着内镜下技术的发展和成熟，对 Barrett 食管的治疗，也不再仅限于内科药物和外科手术切除。

目前，可采取的内镜治疗方法有各种方式的内镜消融治疗和内镜下黏膜切除等。对于伴有异型增生和黏膜内癌的患者，还需进行超声内镜等检查来了解病变深度以及是否有淋巴转移的风险，为治疗方式的选择提供重要的参考依据。

对于重度不典型增生的 Barrett 食管患者，仍推荐进行食管部分切除术。

31 得了反流性食管炎应该注意哪些生活细节？

反流性食管炎在很大程度上与我们饮食上的不良习惯有关，所以反流性食管炎的防治，正确的饮食调理尤为重要。

首先要戒烟酒，酒精会损伤食管黏膜，并促使胃酸分泌增加，导致胃部功能的障碍，引起烧心、反流，进一步加重食管炎症。戒烟也可减少反流性食管炎及并发症的出现。

俗话说得好，饭吃七分饱。过饱容易诱发或加重食管炎，睡前避免加餐。

　　饮食要清淡，避免高脂、过咸、过甜、过烫、酸辣刺激性食品，因为高脂类食物会使得胃动力减弱，进而加重食管反流。过咸、过甜、过烫、冷饮以及刺激性食品（如浓油赤酱食物、糖果、咖啡、巧克力、浓茶、甜饮料、水果汁、辣椒、咖喱、酸醋、酸奶、冷饮等）则直接刺激食管黏膜，加重病情。

　　进餐后避免剧烈运动，但也不能马上卧床休息，避免诱发反流及烧心。夜间睡觉时宜抬高床头 30°角，并偏向右侧卧睡。餐后不要马上进行负重、弯腰等动作。

32 药物会损伤食管吗？会给食管造成怎样的损伤？

　　任何人口服带有腐蚀性的药物和一些常用药，都可能会给消化道带来损伤，当然也包括食管。

　　没有食管炎病史的人，在服药后突然出现胸骨后的疼痛，一般要考虑药物性食管损伤的可能，这种疼痛在吞咽时加重，程度可以很轻微，也可以严重到不能吞咽，通常在开始的 3～4 天逐渐加重，以后逐渐减轻。

　　一旦出现这种状况，首要就是尽量避免再次接触可疑药物及其他一切腐蚀性药物，并及时就诊，必要时进行胃镜检查。胃镜下常可见一个或多个不连续的溃疡。一般在停药后 3 天到数周可以自愈。

33 哪些药物容易导致食管黏膜损伤?

除了酸、碱等腐蚀性的药物可以导致食管损伤外,有一些药物也可以导致食管损伤。在已报道的 22 种药物中,约有 45％是由阿司匹林、氨基比林和吲哚美辛引起的。

心血管系统药物中,包括抗高血压、抗心律失常药物,很多都可以引起食管损伤,如奎尼丁,其损害性相当强,甚至可以引起食管狭窄。然而,抗炎药物相对较少引起严重的食管损伤。但是,药物对食管的影响及损伤存在个体差异,不必因为恐惧药物对食管可能的损伤而拒绝服药。

34 如果出现药物性食管损伤,该怎么办?

如果出现药物性食管损伤,那么就应该尽量避免再次服用。如果必须服用液体药物时,应于直立位至少饮用 120 毫升水。吞咽后保持直立位 10 分钟,以减轻对食管的影响。

35 什么是食管裂孔疝(H. H.)?

一些病人出现反酸、烧心等症状行胃镜检查,结果发现是食管裂孔疝。那么什么是食管裂孔疝呢?

食管裂孔疝是指腹腔内的胃,通过膈食管裂孔进入胸腔所致的疾病。简单地说,本该在肚子里的胃的一部分通过一个孔进入了胸腔内。因此,在胃镜下,我们就会看见食管下段的齿状线升高,贲门口扩大。

食管裂孔疝与反流性食管炎是两种不同的病,但1/3食管裂孔疝患者合并有反流性食管炎,约1/2反流性食管炎合并有食管裂孔疝。说明食管裂孔疝是导致食管下括约肌压力降低的原因之一,也是引起和加重反流性食管炎的因素之一。

36 食管裂孔疝有哪些症状?

食管裂孔疝的症状主要是疝入到胸腔的胃压迫纵隔和肺等引起的。如胸骨后或剑突下疼痛,进食后饱胀,甚至合并溃疡、出血以及反复发生肺部感染。

37 如何明确是否有食管裂孔疝?

X线钡餐检查是诊断食管裂孔疝的主要手段。钡餐透视可见食管胃连接部在膈肌上方。食管旁裂孔疝则可见一个含液平的大疝囊在心影内；胃镜检查也可见贲门松弛宽大，齿状线上移2～3厘米，胃内容物反流入食管，如果两种检查相互补充则更可以提高诊断正确率。

38 得了食管裂孔疝都需要治疗吗?

并不是所有的食管裂孔疝都必须治疗。食管裂孔疝可以分为四类：滑动型食管裂孔疝、食管旁疝、混合型裂孔疝以及先天性短食管性裂孔疝。后两种类型相当少见。

最常见的是滑动型食管裂孔疝，占整个食管裂孔疝的90％左右。这类裂孔疝一般比较小，常在平卧位出现，站立时消失，半数以上患者可以没有任何临床表现。因此，对没有症状、没有并发症的滑动型食管裂孔疝是无需治疗的。

如果合并有溃疡者就按消化性溃疡治疗；合并有反流性食管炎者，就按反流性食管炎治疗。对于症状严重，内科治疗无效者或有急性嵌顿的，应进行手术治疗。

39 什么是贲门失弛缓症?

贲门失弛缓症是一种食管动力障碍性疾病。正常食管下括约肌是处于一种相对的持续收缩的状态,在吞咽时会出现一过性的松弛,但贲门失弛缓症的病人,吞咽后食管缺乏蠕动,食管下括约肌松弛不良。本病近年来有增多的趋势。

40 贲门失弛缓症有哪些常见症状?

吞咽困难是这类病人最常见的症状,且大多数的病人对液体、固体都感到吞咽困难,但症状呈间歇性发作。常因明显的情绪波动或进食刺激性食物后诱发。

另一个常见的症状是反食,反出的是未消化的食物,没有明显的酸性及胆汁。大多于进食时或餐后数分钟内,在体位改变时反流出来。

其他的常见症状还包括胸骨后疼痛、食管内烧灼感、夜间呛咳、体重减轻等。

41

怀疑贲门失弛缓的病人，需要做哪些检查? 是不是一定要做胃镜?

疑似有贲门失弛缓的病人，可以进行几种检查来明确诊断。

首先是食管钡餐的检查。进食钡剂后食管增宽，并无蠕动，钡剂排空延缓。典型的患者可以看到食管扩张，但远端狭窄，在摄片上看有"鸟嘴样"的狭窄。

其次，食管测压也是证实贲门失弛缓症的金标准，并与其他食管动力障碍区别开来。但是，这项检查不能区分贲门失弛缓与其他类似贲门失弛缓症表现的疾病，例如肿瘤等。

因此对于大多数患者，仍推荐胃镜检查作为首选检查，尤其是有恶性疾病可能、有恶性疾病家族史、有反流症状的患者，通过胃镜检查可以排除其他类似贲门失弛缓症的存在。

贲门失弛缓症在胃镜下可见食管内有食物和大量潴留液，食管变形，靠近贲门部痉挛，但黏膜光滑。

42 贲门失弛缓症是否一定要手术治疗? 还有哪些其他治疗?

贲门失弛缓症一般在保守治疗无效的时候,才考虑手术治疗。

对于早期患者、老年高危病人或者拒绝其他治疗者,为缓解症状可给予药物治疗,如心痛定等钙离子拮抗剂舌下含服;硝酸甘油舌下含服;654-2、阿托品等抗胆碱能药物能解除食管后疼痛。但是,药物治疗的疗效短暂,效果欠佳。

长期服用舒肝理气、和胃降逆的中药,可以缓解症状,减少发作。

随着内镜技术的发展,内镜下治疗迅速开展。目前,内镜下气囊、水囊、球囊扩张术已作为治疗贲门失弛缓症的首选方法,也是最为有效的非外科手术方法。对于无法行扩张术的患者,还可进行括约肌局部注射肉毒杆菌毒素或注射硬化剂、微波、食管支架置入等治疗。

43 什么是弥漫性食管痉挛?

弥漫性食管痉挛是食管运动亢进性的一种疾病。主要表现在食管中下段的平滑肌持续性收缩或重复性收缩,X线下食管呈串珠状、螺旋状狭窄。

44 弥漫性食管痉挛有什么症状？

弥漫性食管痉挛的症状差别很大，有的几乎没有症状，有的间歇性发作胸痛，胸痛的强弱差别也很大，从闷痛、隐痛到剧痛，甚至酷似心绞痛；疼痛可以是几分钟，也可持续几小时；胸痛可向背部、颈部和手臂放射；胸痛时吞咽可以不受影响，但也有半数患者有吞咽困难，感到食物停留在食管中部，吞咽困难呈间歇性发作。部分患者还伴有反胃、烧心。

45 怎么诊断是否有食管痉挛？

最好的办法是到医院做食管测压和做 X 线钡餐检查。

46 怎样可以避免食管痉挛？

平时要注意细嚼慢咽，避免生冷及刺激性食物，避免精神紧张和焦虑。

47

食管痉挛发作时可以吃什么药?

可以到医院开些镇静药、钙通道阻滞剂等使括约肌松弛,如果身边有硝酸甘油片或麝香保心丸,可以含服缓解症状。也可吃些宽胸理气、疏肝解郁的中药。严重影响吞咽的可以在 X 线下或胃镜下用探条或气囊进行扩张。

48

我国食管癌发病率高吗?

食管癌是食管黏膜上皮的恶性肿瘤,是最常见的恶性肿瘤之一。全世界每年食管癌新发病例数逾 30 余万,我国约占 16 万,所以我国是食管癌的高发区,死亡率仅次于胃癌。

49

哪些原因容易导致食管癌?

除了吸烟、饮酒这些学术界公认的主要危险因素之外,一些不良生活饮食习惯与食管癌息息相关，如：经常吃粗糙质硬食物；进食过快；过烫；饮浓茶、频繁食用酸辣刺激性食物等。其中，饮食中的亚硝胺类化合物、黄曲霉素等已是公认的致癌物，所以应尽量避免食用腌制、烟熏及变质的食物。同时，与某些营养物质和微量元素的缺乏也有关，如锌、钼、硒和维生素 A、B_2 等。此外，与遗传易感性也有关。

50 吞咽困难是否都由食管癌引起的？有了吞咽困难应该怎么办？

　　食管癌早期的临床表现并不明显，但进行性吞咽困难是食管癌最常见、最典型的症状。食管癌的吞咽困难是进行性加重的，最初对固体食物困难，然后发展为进食液体食物也困难，并且常常伴有明显的体重减轻。

　　当然，并非所有的吞咽困难都与食管癌相关。食管良性疾病、咽喉炎等也可以引起吞咽困难，但表现却各有特点。食管炎所致的吞咽困难大多是对于固体食物而言的，并伴有灼热感和反流；且食管良性疾病所致的吞咽困难常常进展缓慢。咽喉炎所导致的吞咽困难、呛咳则往往是对于液体而言的。但是，不论是哪种情况的吞咽困难，对于 40 岁以上的人，一旦新出现吞咽困难、进食梗阻的情况，应在第一时间进行内镜检查以明确诊断。

51 食管癌如何治疗?

食管癌的治疗,一般以手术为主,尤其是食管下段癌切除率最高。如果肿瘤已存在转移,包括脏器和淋巴结的转移,则就失去了手术根治的机会,无法手术治疗的患者可以根据肿瘤的种类采取放疗、化疗。

食管癌多属鳞癌,对放射线较敏感,因此对中上部的食管癌多数可以选择放疗。食管癌对化疗不敏感,单纯化疗效果差,但对转移性的患者还是有必要的。目前内镜下的姑息治疗,如内镜注射抗癌药、内镜激光、内镜微波、内镜氩气刀、内镜下食管扩张、内支架置留等,为食管癌的治疗增添了新的手段。食管癌的尽早发现至关重要。食管癌的诊断发现主要还是通过胃镜的,因此对有吞咽困难的患者,应及时进行胃镜检查,以期肿瘤的早发现、早诊断、早治疗。

52 中药治疗食管癌有用吗?

食管癌属于中医学"噎膈"证范畴,认为是七情郁结、气滞血瘀、痰湿不化、气血亏损等原因引起的。治疗因人而异,治疗原则是舒肝理气、降逆化痰、健脾和胃、补益气血、清热解毒等。中药治疗在增强机体抗病能力，减轻放疗、化疗的不良反应，延长生存期等方面有很好的疗效，应该坚持配合服用。

三、胃部疾病

53 常见胃病有哪些?

胃病是常见病、多发病，主要是胃本身发生的器质性或功能性疾病。此外，还有其他脏器疾病、全身性疾病以及精神因素等引起的胃的病症。常见胃病有各种急慢性胃炎、十二指肠炎、胃和十二指肠溃疡、胃黏膜脱垂、胃息肉、胃下垂、功能性消化不良、上消化道出血、胃癌和胃良性肿瘤等。

54 引起胃病的原因有哪些?

引起胃病的原因很多，可能与下列因素有关：

（1）幽门螺杆菌感染；

（2）细菌、病毒或其毒素影响；

（3）胆汁及十二指肠液反流；

（4）免疫因素；

（5）胃黏膜长期受到不良刺激；

（6）精神因素；

（7）其他慢性病影响；

（8）遗传因素。

55 胃病时常做哪些检查？

　　胃病的诊断除了依靠病史中临床表现及体征外，还常需结合其他理化检查才能确诊。

　　化验检查：包括血、尿、粪三大常规，大便隐血试验、肝功能、肾功能、尿胆红素、尿胆原、胃泌素、癌胚抗原（CEA）、CA199、CA724、CA242等测定，这些检查有时是极为重要的。

　　呼气试验检查：可明确有无幽门螺杆菌感染。

　　B超检查：排除肝、胆、脾、胰病变。

　　X线钡餐检查。

　　电子内镜检查、镜下活组织检查或脱落细胞检查等。

　　胃腔超声内镜检查。

　　必要时做上腹部CT、MRI（磁共振）等检查。

56 什么是 X 线钡餐检查? 哪些情况需要做 X 线钡餐检查?

X 线钡餐检查是口服医用硫酸钡在 X 线照射下检查消化道的一种方法，可以检查食管、胃和十二指肠病变。当患者疑有食管、胃、十二指肠疾病时，均可做 X 线钡餐检查。

有些病人不能耐受胃镜检查时也可做 X 线钡餐检查。怀疑有胃下垂者更需做 X 线钡餐检查加以明确。

57 胃黏膜出现肠上皮化生、不典型增生时要紧吗?

就病理角度而言，胃黏膜肠上皮化生是指在胃黏膜上皮中出现大肠或小肠黏膜上皮样改变。多数出现在萎缩性胃炎的胃黏膜上，少数出现在浅表性胃炎的胃黏膜上。

正常胃黏膜随着年龄的增长，少数也可出现肠上皮化生。肠上皮化生分为小肠型和大肠型两种，其中大肠型细胞分化不成熟、细胞核的异型性比较明显，与胃癌的发生有密切关系。目前虽不认为肠上皮化生是胃癌前期病变，但对于胃癌的高危人群应加以随访。

不典型增生分为轻度、中度、重度。轻度不典型增生可逆转为正常细胞；中度不典型增生有部分可逆转为正常细胞；

轻、中度不典型增生应做定期随访检查；重度不典型增生被认为是癌前病变。所以，对慢性胃炎伴重度不典型增生者应引起重视，并要在短期内进行随访复查，若复查仍为重度不典型增生，应早期予手术治疗。

58 中医学对胃病是怎样认识的?

中医学认为胃病的病因有外感六淫、情志所伤、饮食不当、劳倦过度等。由于上述病因作用于脾胃，发生邪正相争、升降失司、阴阳失衡、脏腑失调而发病。

中医治疗胃病常辨证分型而治。

（1）寒邪犯胃型。

症状：胃脘冷痛，恶寒喜暖，遇寒则痛剧，得温则痛减，口不渴，喜热饮，苔薄白，脉弦紧。

治则：散寒止痛。

方药：良附丸加味。

（2）湿困脾胃型。

症状：脘腹胀闷，腹痛便溏，四肢困重，苔白腻或黄腻，脉濡。

治则：化湿和中。

方药：藿香正气散加减。

（3）热邪阻胃型。

症状：胃脘灼痛，腹痛拒按，嘈杂吞酸，口干口苦，渴喜冷饮,舌红苔黄,脉弦或数。

治则：清泄胃热。

方药：泻心汤合左金丸加味。

（4）肝胃气滞型。

症状：胃脘胀痛,痛连两胁,嗳气频作,每因情志因素而痛作,大便不畅,舌苔薄白,脉弦。

治则：疏肝和胃。

方药：柴胡疏肝散加减。

（5）食滞胃脘型。

症状：脘腹胀痛,嗳腐吞酸,呕吐或矢气后痛减,大便不爽,苔厚腻,脉滑。

治则：消食导滞。

方药：保和丸加减。

（6）脾胃不和型。

症状：脘腹隐痛,食后脘腹胀满,嗳气,纳差,便溏,少气懒言,神疲乏力,舌淡苔薄,脉虚弱。

治则：健脾和胃。

方药：香砂六君丸加味。

（7）脾胃虚寒型。

症状：胃痛隐隐,喜温喜按,得食痛减,泛吐清水,食少便溏,手足不温,舌淡苔白,脉虚弱或迟缓。

治则：温中健脾。

方药：黄芪健中汤加味。

（8）胃阴不足型。

症状：胃痛隐隐,口干咽燥,饥而不欲食,口干不欲饮,大便干结,舌红少苔少津,脉细数。

治则：养阴益胃。

方药：益胃汤加味。

（9）瘀血阻胃型。

症状：胃脘疼痛，痛有定处，固定不移，痛而拒按，或痛如针刺，或见吐血便黑，舌质紫黯或有瘀斑，脉涩。

治则：活血化瘀。

方药：失笑散、膈下逐瘀汤加减。

59 什么是胃炎分类法？

1990 年第九届胃肠病学会提出了胃炎的新分类法，即确定胃炎的 3 种基本诊断：①急性胃炎；②慢性胃炎；③特殊类型的胃炎（淋巴细胞性胃炎、巨大胃黏膜肥厚症、肉芽肿性胃炎等）。

同时，还确定胃镜下的 7 种诊断：①红斑渗出性胃炎；②平坦糜烂性胃炎；③隆起糜烂性胃炎；④萎缩性胃炎；⑤出血性胃炎；⑥反流性胃炎；⑦皱襞肥大性胃炎。

60 什么是急性胃炎？ 有哪些表现？

急性胃炎是由多种病因引起的胃黏膜急性炎症。常急性发病,有明显上腹痛、胀满、嗳气、恶心呕吐等,重者有呕血、发热、脱水甚至休克。查白细胞计数和中性粒细胞可增高。

61 哪些原因可引起急性胃炎?

引起急性胃炎的原因很多,如:酒精,药物(非甾体类消炎药),腐蚀性化学物质(强酸、强碱、磷等),应激因素(严重创伤、外科手术、败血症、烧伤等),急性细菌感染及其毒素(葡萄球菌、沙门氏菌等)。

62 急性胃炎包括哪些类型?

急性胃炎包括药物性急性胃炎、食物中毒性急性胃炎、酒精性急性胃炎、感染性急性胃炎、腐蚀性急性胃炎、应激性急性胃炎、碱性反流性急性胃炎、缺血性急性胃炎、急性出血性或糜烂性胃炎、化脓性急性胃炎、放射性急性胃炎、机械创伤性急性胃炎及其他因素引起的急性胃炎。

63 急性胃炎的腹痛要与哪些疾病相鉴别?

急性胃炎的腹痛要与胆囊炎、胰腺炎、急性阑尾炎、急性心肌梗死相鉴别。

急性胃炎腹痛以阵发性中上腹疼痛为主,伴恶心呕吐、发热等。胆囊炎腹痛以右上腹疼痛为主,伴右肩背部放射痛、发热等。胰腺炎腹痛以左上腹疼痛为主,伴头痛、发热、血尿淀粉酶升高。急性阑尾炎腹痛以转移性右下腹痛为主,伴发热等。急性心肌梗死以心尖区或中上腹痛为主,伴心慌、汗多、气急等。

64 什么是慢性胃炎?

慢性胃炎是胃黏膜的慢性炎症,包括浅表性胃炎、萎缩性胃炎、肥厚性胃炎。一般由浅表性胃炎逐渐发展成萎缩性胃炎,病因与幽门螺杆菌感染有密切联系。以萎缩为主的还与自身免疫机制有关。

65 引起慢性胃炎的病因有哪些？

引起慢性胃炎的病因至今尚未明确，从临床情况看，可能与以下因素有关：

（1）幽门螺杆菌感染；

（2）胃黏膜长期受到不良刺激（烟、酒、过咸、酸辣食品等）；

（3）胆汁、十二指肠液反流；

（4）精神因素；

（5）多种慢性病；

（6）细菌、病毒或其毒素侵犯；

（7）免疫因素；

（8）遗传因素；

（9）药物因素。

66 慢性浅表性胃炎有哪些表现？

慢性胃炎症状无特异性，常可表现为上腹饱胀、无规律腹痛、餐后明显，其次有食欲不振、嗳气、反酸、恶心等消化不良症状。临床症状轻重与组织学程度之间没有明显联系。

67 什么是胆汁反流?

胆汁反流是指十二指肠液(胆汁、碳酸氢盐和胰液)逆向流动,从肠道反流到胃或食管。因为主要是胆汁,所以称为胆汁反流。

68 胆汁反流有什么危害?

反流的胆汁与胃酸一样,是另一个重要的上消化道疾病的致病因子,它与食管、胃的许多疾病,如胃食管反流病、Barrett食管、食管癌、胆汁反流性胃炎、消化性溃疡、胃癌等的发生有密切的关系。

69 胆汁反流的原因有哪些?

引起十二指肠液反流的原因有:十二指肠蠕动功能紊乱(逆蠕动增强);幽门关闭不全或持续开放;胃十二指肠动力减

弱或不协调；高位肠道梗阻；腹内压上升（如恶心和呕吐）；胃大部切除术后。

　　引起十二指肠胃食管反流的原因有：下食管括约肌静息压低下；下食管括约肌松弛频繁发生；腹内压上升；食管清除功能降低；上食管括约肌屏障功能降低；胃排空减慢；贲门食管手术后；肠食管吻合术后。

70 引起胆汁反流的疾病有哪些？

　　引起胆汁反流有一大类疾病，如：

　　（1）胃肠道功能性疾病或胃肠道动力疾病；

　　（2）系统疾病（糖尿病胃轻瘫、结缔组织病、假性肠梗阻等）；

　　（3）手术病史（胃大部切除术、幽门成形术等）；

　　（4）神经心理疾病，如神经病变（肠神经系统、自主神经系统和中枢神经系统）以及焦虑症等。

71 什么是胆汁反流性胃炎？

　　因胆汁反流引起的胃黏膜损伤的反应性胃病称为胆汁反流性

胃炎。反流的主要是胆汁,也包含肠液、胰液,为肠内碱性内容物。

72 胆汁反流性胃炎有什么症状?

胆汁反流性胃炎的症状有:口干口苦、上腹痛、烧心、反胃、恶心、呕吐苦水、纳差等。可伴有轻度贫血、体重减轻、大便溏薄、失眠多梦等,严重的可引起一系列并发症。

73 胆汁反流的并发症有哪些?

严重的胆汁反流可见消化道出血、慢性贫血,甚至可导致幽门狭窄或食管狭窄,出现吞咽困难、出血、穿孔,少数可发展至 Barrett 食管,其中部分患者可致食管癌或吻合口癌变。

74 胆汁反流性疾病能用抑酸剂吗?

这是一个有争议的问题,应该根据病人的具体情况来决定。如果有反酸的症状，即使有胆汁反流存在，也需用抑酸药。如反流性食管炎中属酸碱混合性反流者，应用抑酸剂不但可以降低胃内酸度，同时也大幅度减少胃液量，因而可以降低十二指肠液向食管内反流的数量，改善症状，提高生活质量。

此外，应用抑酸药后，胃内酸度降低，可以刺激胃窦 G 细胞分泌胃泌素，增加下食管括约肌的张力，从而增加了食管抗反流的能力。

75 胆汁反流性疾病的药物治疗有哪些？

胆汁反流性疾病的药物治疗有：抑酸剂（H_2 受体拮抗剂、质子泵阻滞剂）；黏膜保护剂（如铝制剂达喜、硫糖铝，铋剂，胃必治、麦滋林、替普瑞酮、思密达，激素类前列腺素、表皮生长因子等）；促胃肠动力药（胃复安、莫沙必利等）；精神心理调节或抗焦虑药治疗。

76 胆汁反流性胃炎的中医治疗原则是什么？

中医认为肝胃不和、胆气上逆是胆汁反流的基本病机，日久可以肝郁化热、耗伤胃阴或引起脾失健运。因此,中医治疗本病的原则是疏肝和胃、降逆通腑,配合清热解郁、养阴润燥或健脾助运;有心神不宁者,佐以宁心安神。

77 有什么中成药可以治疗胆汁反流胃炎?

目前没有专门治疗胆汁反流性胃炎的中成药,上海市中医医院自制制剂"纳达合剂"是余莉芳教授的经验方(由北沙参、麦冬、芙蓉叶、代赭石、枳实等组成),通过上海市卫生局局级科研鉴定,治疗胆汁反流性胃炎,疗效良好(尤适用于肝胃郁热、胃阴不足者)。

78 什么是慢性萎缩性胃炎?

慢性萎缩性胃炎是由慢性浅表性胃炎反复迁延或不愈转变而来的。胃镜检查可见胃黏膜变薄,色泽暗淡,有红白相间,以白相为主,呈灰白或灰黄色,皱襞变细,血管网显露,或局限性斑块状、胃黏膜见细小颗粒或结节。胃黏膜活组织检查的主要特点为固有层腺体萎缩、肠上皮化生及炎性细胞浸

润。根据腺体萎缩的程度不同,萎缩性胃炎可分为三级：轻
度、中度、重度。

79 慢性萎缩性胃炎会癌变吗?

　　萎缩性胃炎既是一种常见病,又是与癌症有联系的一种
胃黏膜病理改变。目前已明确其癌变约占慢性萎缩性胃炎患
者的 6%。中度萎缩性胃炎同时伴中度肠上皮化生、中度不典
型增生(又称异型增生),与胃癌关系密切,被称为癌前病变。
与此同时,有许多学者认为萎缩性胃炎与年龄增高有关,因高
龄者胃黏膜细胞肠化的机会增高,属于一种生理现象。

80 慢性萎缩性胃炎必须定期复查胃镜吗?

　　胃镜检查是诊断萎缩性胃炎的重要手段。胃镜下可观察
萎缩性胃炎病变程度并可做活检明确肠化及不典型增生程
度。因此,患萎缩性胃炎者应定期复查胃镜(一般一年一次),
若发现中度以上不典型增生,特别是重度不典型增生者,应加
强胃镜随访,采取积极治疗方法,必要时可以使用手术治疗。

81 慢性萎缩性胃炎临床表现有哪些?

慢性萎缩性胃炎临床主要表现为食欲不振、嗳气、上腹饱胀或疼痛、恶心、消瘦、乏力、贫血、舌尖及舌乳头萎缩,舌质红,少苔或无苔。偶见呕血或黑便。

82 慢性萎缩性胃炎如何治疗?

(1) 一般治疗：戒烟忌酒,避免粗糙、辛辣、油腻、过烫饮食,少吃盐腌、烟熏和不新鲜食品。尽量避免服用损伤胃黏膜的药品,如阿司匹林、强的松等。

(2) 抗幽门螺杆菌治疗。

(3) 促进胃动力治疗。

(4) 保护胃黏膜治疗。

(5) 制酸治疗。

(6) 补充消化酶。

(7) 中医中药治疗。

(8) 其他(补充维生素 B_{12},微量元素硒、锌等)。

(9) 手术治疗。

83 慢性萎缩性胃炎中医如何辨证论治？

中医治疗萎缩性胃炎建立在辨证论治上，但各医家分型不一，因其分型的机制大多为虚、热、瘀，因此可大体归纳如下。

（1）胃阴不足型：胃脘隐痛，嘈杂，食欲减退，口燥咽干，大便干结，舌红苔少，脉细或细数。用沙参麦门冬汤加减。

（2）肝胃不和型：胃脘胀痛，痛连两胁，嗳气，胸闷，吐酸，大便偏干，口干口苦，苔薄白，脉弦，情绪不好时症状加重。用四逆散合柴胡疏肝散加减。

（3）脾胃虚弱型：胃脘隐痛，得食痛减，喜温喜按，纳差，便溏，神疲乏力，舌淡苔白，脉细弱。用黄芪建中汤或香砂六君子汤加减。

（4）瘀血阻滞型：胃痛固定不移，或痛有针刺感，食后痛甚，或见吐血便黑，形体消瘦，面色晦暗，舌有瘀斑或紫暗，脉涩。用失笑散合丹参饮加减。

具体用药应由经治医生根据当时症状辨证加减。

84 中医有哪些辅助疗法治疗慢性萎缩性胃炎？

（1）针灸治疗：常用穴位有膈俞、脾俞、上脘、内关、足三里以及肝俞、胃俞、中脘等。

（2）中成药：养胃舒、养胃冲剂、摩罗丹、逍遥丸、香砂养胃丸、胃复春片、温胃舒胶囊、三九胃泰、猴菇菌宁、良附丸、胃乃安胶囊、胃康灵胶囊、胃苏冲剂、气滞胃痛冲剂、健胃片等。

（3）验方治疗。

85 慢性胃炎病人饮食方面要注意什么?

（1）细嚼慢咽：充分发挥唾液的作用，减轻胃的负担。

（2）饮食宜温和：尽量吃清淡、少油、易消化、少刺激的食物。为胃黏膜的修复创造条件。食物要做得细、碎、软、烂。多采用蒸、煮、炖、煨等烹调方法。

（3）少量多餐：每餐勿太饱，使胃的负担不至于太大，最好干稀搭配。

（4）增加营养：尤其是慢性萎缩性胃炎要多供给好的蛋白质和维生素丰富的食物，如鸡蛋、瘦肉、猪肝、番茄、新鲜绿叶蔬菜和水果。

（5）注意酸碱平衡：浅表性胃炎胃酸过多时，可多喝些牛奶、豆浆，多吃点带碱的馒头、苏打饼干以中和胃酸；萎缩性胃炎胃酸分泌过少时，则可多喝肉汤、鸡汤、果汁，或适当增加调味品来刺激胃液的分泌，帮助消化。

（6）禁用食物：酒、浓茶、浓咖啡等刺激性饮料；粗粮、杂豆、粗纤维食物、煎炸食品、辛辣酸甜刺激性食品。

86 什么叫消化性溃疡?

消化性溃疡是一种常见的胃病,可发生在食管、胃、十二指肠,以胃溃疡和十二指肠溃疡为最多见。本病发生被认为与胃酸、胃蛋白酶对黏膜的消化作用有关,故称为消化性溃疡。

87 胃溃疡和十二指肠溃疡好发在哪些部位?

胃溃疡好发的部位首先是胃角部、胃窦小弯侧;其次是胃窦、胃体、幽门管部。十二指肠溃疡以球部或后部最常见,故又称为十二指肠球部溃疡。同时有胃和十二指肠溃疡的称为复合性溃疡。同时有两个以上的溃疡,称为多发性溃疡。

88 消化性溃疡是怎么发生的?

引起消化性溃疡的因素有两大方面：一是损害胃黏膜的

因素作用增强；二是胃黏膜的保护因素减弱。

损害因素的增强，如：幽门螺杆菌感染；胃酸分泌增加；精神紧张、情绪激动；饮食失调；粗糙刺激食物及药物对胃黏膜的损害作用。

保护因素的减弱，如：某些药物、酒精、胆盐可破坏胃黏膜屏障；胆汁反流，抑制前列腺素合成，削弱胃黏膜屏障；胃黏膜炎症也可减弱黏膜抵抗胃酸能力。从而促进溃疡的形成。

89 消化性溃疡的临床症状有哪些？

（1）十二指肠溃疡的常见症状：中上腹偏右疼痛，以空腹痛为主，进食后疼痛能缓解；常有夜半痛醒（称之为"空腹痛、夜间痛"）。可伴有恶心、反酸、嗳气、腹胀等。若出现上消化道出血，还可表现呕血、黑便、头晕等。一般在中上腹偏右有局限性压痛。

（2）胃溃疡的常见症状：中上腹疼痛较不规则，以餐后半小时至 1 小时内发生，持续至下次餐前疼痛逐渐缓解，伴有上腹饱胀、食欲不振、嗳气、反酸或呕吐清水。少数可出现上消化道出血、呕血、黑便。一般在中上腹偏左有局限性压痛。

90 消化性溃疡常见并发症有哪些？

消化性溃疡常见四大并发症：

（1）上消化道出血；

（2）幽门梗阻（完全性或不完全性）；

（3）穿孔（急性或慢性）；

（4）癌变（主要是胃溃疡）。

91 如何区分胃的良性、恶性溃疡？

良性溃疡的特征：

（1）中青年居多；

（2）病史较长；

（3）临床表现为节律性中上腹疼痛、周期性发作，无上腹包块，全身症状轻，制酸药可缓解疼痛，内科治疗效果良好；

（4）粪便隐血试验或可短暂阳性；

（5）胃酸正常或偏多；

（6）X线钡餐下龛影直径小于2.5厘米，龛影光滑，其周围胃壁柔软，呈星状集合征；

（7）胃镜下溃疡呈圆形或椭圆形，底平滑、边光滑，有白或灰白苔,周围黏膜柔软,见皱襞向溃疡集中。

恶性溃疡的特征:

(1) 中年以上发生居多;

(2) 病史较短;

(3) 临床症状有进行性发展,上腹可有包块,消瘦明显,制酸剂效果差,内科治疗无效或仅暂时有效;

(4) 大便持续隐血阳性;

(5) 胃酸缺乏;

(6) 钡剂摄片溃疡龛影直径大于 2.5 厘米,边缘不整齐,龛影周围胃壁强直,呈结节状,皱襞向溃疡聚集,有融合中断现象。

(7) 胃镜下溃疡形态不规则,底面凹凸不平,边缘结节隆起,苔污秽,溃疡周围因癌性浸润而增厚,强直,可有结节、糜烂、易出血。

92 溃疡出血有什么先兆症状?

溃疡病病情加重,溃疡侵及血管,血管壁被侵蚀破裂,就会伴发溃疡出血。引起溃疡出血的原因包括疲劳、精神刺激、饮食不当、气候变化等,出血前会有一些先兆症状:

(1) 溃疡临床症状加重,出现剧痛、呕吐、恶心,或呃逆时有血腥味;

(2) 在呕血、柏油样便发生前,常出现头昏、心慌、出冷汗、面色苍白、脉搏微细、下蹲后站立时突然晕倒等症状。

93 急性溃疡穿孔有哪些表现?

急性溃疡穿孔是胃和十二指肠溃疡的严重并发症之一。穿孔前往往有暴饮暴食、进食刺激性食物、情绪激动、过度疲劳等诱因。病人可突发上腹部剧痛，似刀割样，疼痛很快扩展到全腹部。身体呈蜷曲状，伴有恶心、呕吐。数小时后可出现发热，甚则休克；腹部肌肉强硬如板状，也称"板状腹"，有压痛、反跳痛；站立做腹部 X 线检查，可见横膈下有气体。后期严重可出现脓毒血症而死亡。

94 巨大溃疡一定是恶性的吗?

胃溃疡直径大于 2.5 厘米，十二指肠溃疡直径在 2.0 厘米以上者称为巨大溃疡。巨大溃疡并不都是恶性的，胃镜下溃疡底光滑，为良性溃疡特征。十二指肠球部溃疡大部分为良性溃疡，极个别可能恶变。

良性溃疡疼痛如果节律出现不规则，有消瘦、恶液质表现,抗酸药不能缓解,并合并有上消化道出血,为恶变可能,应加强胃镜随访。

恶性胃溃疡常为胃癌,其次为平滑肌瘤,淋巴瘤也可见胃巨大溃疡。

95 消化性溃疡的治疗原则是什么?

(1) 一般治疗:适当休息,避免劳累和紧张;心态平和、乐观;生活有规律。

(2) 保持良好的饮食习惯:定时定量,细嚼慢咽,严禁烟酒,避免咖啡、浓茶、巧克力、汽水,避免过冷、过热的食物,不吃辛辣刺激调味品(如辣椒、芥末、花椒、咖喱粉、大蒜等),不吃油炸烧烤不消化之物,不吃粗纤维的食物(如玉米、高粱米、杂豆及坚果等),不吃多纤维或产气的蔬菜(如芹菜、韭菜、生萝卜、竹笋、洋葱等),饮食不宜过饱,但也要注意不能饥饿等。

(3) 抗幽门螺杆菌治疗。

(4) 药物治疗:抑酸药、止酸剂等,促进溃疡愈合。尽量避免应用易致溃疡的药物(阿司匹林、布洛芬、消炎痛、激素、利血平等)。

(5) 局部胃镜下治疗。

(6) 中医中药:辨证论治。

(7) 手术治疗:若出现幽门梗阻、大出血、穿孔等并发症,保守治疗无效者，应及时手术治疗。

96 消化性溃疡病人服药时要注意些什么？

（1）按时、按量、按疗程服药，避免服药无规律，溃疡久治不愈。

（2）餐前半小时服药。

（3）溃疡治愈后易复发，故要坚持按疗程服药，治愈后再坚持半年至一年的抑酸药治疗。

97 哪些胃溃疡病人需要手术治疗？

（1）胃溃疡大出血经治疗出血不止者。手术指征为24小时内输血1 600毫升以上，仍不能缓解休克症状；或年龄在45岁以上并有动脉硬化者。如胃内动脉破裂出血则应立即手术。

（2）有恶变倾向的病人。溃疡大而深，药物治疗无效，活检发现细胞有不典型增生改变者。

（3）顽固性溃疡病人。经1～2个月疗程认真治疗无效而症状反复发作或出现溃疡穿孔、幽门梗阻等并发症者。

98 哪些十二指肠溃疡病人需要手术治疗?

（1）发生严重并发症者，如急性穿孔、大出血和瘢痕性幽门梗阻者。

（2）经正规内科治疗无效者，即顽固性溃疡，表现为病史长、发作频繁、症状越来越重，影响全身营养和正常工作的。

99 中医如何治疗消化性溃疡?

中医认为消化性溃疡病机为本虚标实。本虚以脏腑亏损为主，属脾胃虚弱；标实以气滞血瘀为主。

本病与肝脾胃有密切关系。其治疗按寒热、虚实、阴阳、气血等辨证施治。基本分为六个证型。

（1）肝胃不和型：胃脘胀痛，痛连两胁，胸闷，情绪不佳，嗳气吐酸，舌苔薄白，脉弦。以柴胡疏肝散为主加减。

（2）湿热阻胃型：胃脘灼痛，食后痛甚，胸闷不畅，口腻口苦，嘈杂吞酸，大便黏腻，舌苔黄腻，脉滑。以藿朴夏苓汤或连朴饮为主。

（3）脾胃虚弱型：胃脘隐痛，按之痛减，食欲不振，嗳气，肢软无力，消瘦，便溏，舌淡苔白，边有齿痕，脉虚弱。以黄芪建中汤加减。

（4）脾胃虚寒型：胃脘隐痛，绵绵不断，喜按喜热，热饮后痛减，食欲不振，吐清水，神疲无力，四肢不温，大便溏薄，舌淡苔少，脉沉细。以附子理中汤加减。

（5）胃阴不足型：胃脘隐隐灼痛，口干舌燥，渴不欲饮，干呕纳差，喜食流汁，大便干结，舌红少苔，脉细。以一贯煎加减。

（6）瘀血停滞型：胃脘刺痛，或如刀割，痛处固定，入夜痛甚，痛处拒按，呕血，黑便，舌质紫暗或有瘀斑，脉沉弦。以失笑散合丹参饮加减。

100 治疗溃疡病常用哪些中成药?

按照中医对溃疡的不同证型分类，有不同中成药可供选择。

（1）肝胃不和型：柴胡疏肝丸、气滞胃痛冲剂、胃苏冲剂等。

（2）脾胃虚寒型：良附丸、胃乃安胶囊、香砂六君丸、小建中合剂、胃复宁胶囊、健胃愈疡片，养胃冲剂等。

（3）肝胃郁热型：左金丸、加味逍遥丸、裸花紫珠颗粒等。

（4）瘀血阻络型：元胡止痛片、摩罗丹等。

（5）脾胃阴虚型：参梅养胃冲剂、养胃舒。

101 如何防止溃疡病复发?

溃疡复发因素有：

（1）溃疡病史较长，有反复发作的；

（2）中青年病人；

（3）吸烟饮酒者；

（4）幽门螺杆菌感染；

（5）不良饮食习惯；

（6）季节变化；

（7）精神紧张等。

针对溃疡复发因素，我们要积极进行预防。

要做到生活要有规律，避免精神紧张和过度疲劳，劳逸结合，适当锻炼以增强体质，并保证充分休息；心情舒畅，乐观；饮食卫生，吃易消化的食物，不吃刺激性食物，不吃粗糙食物；对易致溃疡的药物如糖皮质激素、保泰松、阿司匹林等药物进行监控；在溃疡病好发季节要注意保暖，避免受凉，在季节变化时用些保护胃黏膜、抗溃疡药物，如奥美拉唑、硫糖铝等。

另外，在溃疡病溃疡愈合后再给予一定剂量药物维持治疗，可在原所用药物治疗的基础上将剂量适当减少。

102 什么是胃癌前变化？

胃癌的癌前变化包括胃癌前状态和胃癌前病变。

103 什么是胃癌前状态？

胃癌前状态是指可能发生胃癌前病变的胃的非健康状态，也有称之为胃癌前疾病。

104 什么是胃癌前疾病？

胃癌前疾病是一个临床概念，是指与胃癌发生有密切关系的疾病，胃癌前疾病包括慢性萎缩性胃炎、慢性胃溃疡、胃腺瘤性息肉、手术后残胃炎、疣状胃炎、肥厚性胃炎等。

105 什么是胃癌前病变?

胃癌前病变,是一个组织病理学概念,是指容易发生癌变的组织病理变化。它是通过医生在胃镜检查时活检出部分组织后,经过病理科人员将组织处理,在显微镜下看到的一种组织病理变化。对于胃癌而言,胃黏膜上皮出现中度、重度的异型增生(不典型增生),和不完全性的结肠型肠化生称为胃癌前病变。

106 胃癌前病变就是胃癌吗?

胃癌前病变与胃癌的发生有着密切的关系,但癌细胞的产生不是由正常细胞一跃而成的,而往往会经过一个相当长的演变阶段,即幽门螺杆菌感染→慢性浅表性胃炎→慢性萎缩性胃炎→肠上皮化生→异型增生→胃癌。因此,胃癌前病变并不是胃癌。

107 胃癌前病变一定会发展成胃癌吗？

胃癌前病变仅仅是具备了转变为胃癌的可能，但不是所有的癌前病变最终都会转变为癌，如果进行适当的治疗则有可能恢复到正常状态。但是，如果不进行有效的治疗则有可能转变为胃癌。因此，有胃癌前病变的患者应当具备足够的重视。

108 哪些胃癌前病变更容易发展为胃癌？

胃癌前病变的不典型增生一般都出现在慢性萎缩性胃炎、慢性胃溃疡和胃息肉等病的胃黏膜中，胃癌前病变的不典型增生有轻、中、重之分，而中、重度者更有可能发展成胃癌，所以胃镜病理报告见到慢性萎缩性胃炎伴中、重度不典型增生（异性增生）和（或）不完全性大肠型化生，应该引起高度重视，因为这些更容易发展为胃癌。

109 胃癌前病变能不能逆转?

近年来,有学者研究 1 000 位胃癌前状态和癌前病变患者,胃镜随访 4 年的观察中,30％左右的癌前病变经治疗可以消失,说明癌前病变是可以逆转的。因此,在发病过程中阻断胃癌前病变可防止胃癌的发生。

110 哪些患者需要定期胃镜随访?

实践证明,胃镜加活检是胃癌前病变确定、随访复查最重要的诊断方法。年龄在 40 岁以上,尤其是男性;有慢性胃炎或胃溃疡病史,或有消化系统肿瘤家族史,近期出现消化不良、胃部不适症状者;有喜食熏烤腌制、高盐食品、饮酒史且有幽门螺杆菌感染者;有中、重度萎缩性胃炎;胃溃疡经 4～6 周正规抑酸治疗无好转或症状加重者;腺瘤型、无蒂胃息肉;残胃(胃良性疾病切除术后 10 年,胃癌术后 6～12 个月);轻、中度不典型增生;中、重度肠化均属于胃癌的高危人群,应定期进行胃镜随访检查。重度不典型增生多数专家认为即是早期胃癌或癌旁组织,应考虑手术切除。

111 如何预防胃癌的发生？

　　药物治疗是一个重要方面，而饮食控制、精神调节亦是一个重要环节。饮食宜温，宜软，宜淡，宜鲜，宜少，宜洁，宜缓（细嚼慢咽）。要富有营养，易于消化。切忌辛辣、酸甜、热烫、凉冷、黏腻、生硬、陈腐之品，烟酒、浓茶、咖啡、甜饮料尽量不吃。要调节情绪，保持乐观。积极锻炼身体，努力增强机体抵抗力，建议每天行走 30～60 分钟。方式可多样化，但不宜太剧烈，微汗即止。

112 胃病患者饮食方面具体要注意什么？

　　（1）注意饮食卫生、新鲜，食物最好采用冷冻保鲜贮存。

　　（2）戒烟酒。

　　（3）避免饮用浓茶、咖啡、甜饮料。

　　（4）避免吃辛辣刺激性食物，尽量不吃腌熏、煎炸、烧烤等易致癌的食品。

　　（5）清淡饮食：每日盐的摄入量应控制在 6 克左右为宜。食用酱油、味精等调味品时，也应注意其摄入量，因其中含盐量较多。

（6）不宜吃过烫或生冷凉拌食品。

（7）防止暴饮暴食，提倡一日三餐，食不过饱，细嚼慢咽，以减轻胃的负担。

（8）选择容易消化的食物，避免干硬、黏腻、易产气之物。

（9）许多日常食品都具有一定的防癌、抗癌作用，如香菇、蘑菇、杏仁、芦笋、花椰菜、大蒜、胡萝卜等。在诸多防癌、抗癌营养物中，尤以维生素 A、B_2、C、E 为重要。因此，病人要多吃新鲜蔬菜、水果等。

（10）保证每天一定量的肉类、鱼类、蛋类等蛋白质食品。增强机体免疫力。

113 中医对胃癌前病变有哪些认识？

中医学中并无慢性胃炎及胃癌前病变的病名，根据临床症状，可将其归为中医"胃痛""胃痞""吐酸""嘈杂"等范畴。中医学认为，胃癌的发生与患者感受外邪、后天失养及素体脾胃虚弱等因素有关，其病机特点为脾胃运化腐熟功能下降，清阳不升，浊阴不降，以致湿浊内阻，中焦气滞血瘀。治疗上紧扣"本虚标实"的病机，攻补兼施。其中：攻法有理气宽中、化痰散结、降逆和胃、清热解毒、活血化瘀等，以达到调畅气机、减轻或消除瘀滞的目的；补法有益气健脾、养阴和胃、温补脾肾、益气养血等，使正气恢复，气血充沛，以提高机体的抗病能力。

114 胃病病人为何要自我调节情绪?

中医学认为本病病位在脾胃及肝,肝主疏泄,调畅气机,如若肝气不舒,精神情绪刺激会影响脾胃的运化功能,从而产生不良后果。《灵枢·百病始生》篇曰:"若内伤于忧怒,则气上逆,气上逆而六输不通,温气不行,凝血蕴里而不散,津液涩滞,著而不去,而积皆成矣。"故一切悲观、忧思、恼怒、焦虑、烦躁均能加重患者的病情。因此,患者要特别注意把握自己的情绪,加强对自己心理的调节,在治疗的同时首先要安定自己的情绪,转变心态,树立必胜、必愈的信心和勇气,经常保持心情开朗,安神定志,使自己经常处于一种和畅、坦荡、乐观、向上的健康心理状态,就能促进疾病的痊愈,达到恢复健康的目的。

115 胃部常见肿瘤有哪些?

胃部肿瘤一般分良性肿瘤与恶性肿瘤。常见的胃部良性肿瘤有平滑肌瘤、脂肪瘤、增生性息肉、胃异位胰腺、囊肿等。常见的胃部恶性肿瘤有胃癌、肉瘤,如胃腺癌、胃神经纤维肉瘤等。

116 胃癌与慢性萎缩性胃炎有关系吗?

慢性萎缩性胃炎特别是伴有重度肠上皮化生和中、重度异型增生与胃癌的发生有密切关系,若不积极治疗,可发展成胃癌,所以应引起高度重视。

117 胃癌好发部位在哪些地方?

胃癌好发部位多半在幽门胃窦部,其次在胃小弯、胃体、胃底和贲门部。

118 哪些因素会引起胃癌?

(1) 饮食环境因素:经常摄入高盐、腌制、油炸、熏烤等食品;吸烟饮酒;粉尘污染;黄曲霉素感染;维生素 C、A 缺乏等。

(2) 遗传因素:有胃癌家族史是胃癌发生的危险因子

之一。

（3）幽门螺杆菌的感染：据流行病学统计，Hp 感染有高达 60％的致癌危险性。

（4）慢性胃病：如慢性萎缩性胃炎、胃黏膜肠上皮化生和异型增生、胃息肉、胃手术后残胃胃炎、慢性溃疡合并恶性贫血、胃巨大皱襞等均是胃癌的癌前疾病。

119 胃癌的检查方法有哪些?

常见检查胃癌的方法有以下几种。

（1）电子胃镜检查。它是目前最准确可靠的检查方法。

（2）X 线钡餐检查。检查确诊时，约 50％病人已属晚期胃癌。

（3）粪便隐血试验。

（4）癌胚抗原（CEA）检测。

（5）肿瘤标记物 CA242、CA724、CA199 等检测。

120 诊断胃癌的首选方法是什么?

诊断胃癌的首选方法是胃镜检查。胃镜不仅可以直接观察到胃黏膜的变化，还可进行活检作病理检查。早期胃癌虽然胃镜下肉眼仅见胃黏膜轻微的糜烂、隆起、红斑等，但通过活检作病理学检查找到癌细胞就可以确诊，所以胃镜检查是诊断胃癌的首选方法。

121 胃癌治疗常用方法有哪些?

（1）外科手术治疗。外科手术是胃癌的主要治疗方法，也是首选的疗法，更是当前唯一可能获得治愈的一种方法。

（2）化学疗法。选用抗癌化学药品经口服或静脉给药，利用化学抗癌的作用杀死肿瘤细胞以达治疗目的。一般采用至少两种以上化疗药物的联合应用以提高疗效。

化疗用药有全身性、区域性和局部性等途径。

治疗方式有术前、术后和"三明治"（即术前化疗—手术—术后化疗）治疗方式。后者能降低复发率和提高生存率。

目前化疗的方案国内外均不统一，化疗的治疗效果还没有取得突破性进展。

（3）腹腔化疗。要设法使药物与肿瘤复发危险区密切接触，在未接触到药物的盲区，以后的复发会屡见不鲜。

（4）腹腔温热疗法。它是提高生存率的一种新方法。单独的高温既可以杀伤肿瘤细胞，又可以增强抗癌药物对肿瘤的杀伤力和弥散作用，从而提高生存率。

（5）放疗。主要为手术中放疗。

（6）中医治疗。中药治疗胃癌可以增强其他疗法的效果，减轻其他疗法的毒副作用。

（7）生物疗法。主要是通过调动人体的天然防卫机制或给予机体某些物质来取得抗肿瘤效应的一种治疗方法，目前包括免疫治疗、基因治疗、疫苗治疗、抗血管生成治疗四大类。

122 胃癌手术后并发症有哪些？

胃癌手术有胃大部切除术及全胃切除术。

胃大部切除术后可能引起的并发症有两种类型。

（1）与手术有关的并发症：感染、出血、狭窄、吻合口瘘等。

（2）与全身状态有关的并发症：肝肾功能损害、心功能损害、呼吸道感染、胰腺炎、膀胱炎等。

全胃切除可能引起的并发症有：吻合口瘘、膈下脓肿、急性胰腺炎、吻合口狭窄、倾倒综合征、贫血、反流性食管炎等。

123 胃癌手术后还要化疗吗？

化疗是胃癌手术后的辅助治疗，很有必要，需要坚持较长时间。因为手术中癌症转移的发生是很难避免的,因此术后进行化疗应列为常规。化疗同时给予一定的支持治疗和增强机体免疫功能的药物,也可配合中药治疗等。

124 怎样防治化疗后引起消化道反应?

化疗后引起的消化道反应包括恶心、呕吐、食欲减退、腹泻等。为防治以上反应与减轻症状,可采取下列方法。

(1)口服化疗药宜在饭后服用;静脉用药则宜在空腹使用,待药物高峰期过后再进食,可减少恶心、呕吐症状。

(2)充分休息,少食多餐可减轻反应程度。必要时可给予止吐药。

(3)中医中药辨证治疗,以健脾和胃为主。

(4)针灸配合治疗。

125 中医怎样治疗胃癌?

中医药可配合癌症手术、化疗、放疗等治疗,也可单独运用,具有独特的优越性。从中医角度讲,胃癌早期多属肝胃不和型、脾胃虚寒型,中期多属痰湿凝结型,晚期多属胃热阴伤型、瘀毒内阻型、气血两虚型。虽然如此分型,由于胃癌早、中、晚期不能严格划分,故六型间必然相互重叠、关联。因此,分型仅是为了便于归纳,具体治疗时还须根据个体情况辨证论治。

126 怎样预防胃癌复发?

(1)加强环境保护。

(2)有胃癌家族史者,要定期随访检查,以便及早防治。

(3)保持心情愉快,加强体育锻炼。

(4)注意饮食卫生,避免刺激性食物,戒酒戒烟。

(5)食物宜冷冻保鲜,避免高盐饮食。

(6)常食富含维生素 C 的新鲜蔬菜与水果(如青椒、黄瓜、西红柿、小白菜、生梨、橘子、草莓、红枣、弥猴桃等)。

(7)增加食物中肉、鱼、豆类蛋白质的量。

(8)坚持中药扶正抗癌治疗。

(9)定期防癌复查。(一般手术后 3 年每 3 个月复查一次,之后半年一次。主要项目有 B 超、胸片、血常规、肝肾功能、肿瘤标记物等,术后 3 年内,每 6 个月复查一次胃镜,3 年后一年左右复查一次胃镜)

127 什么叫胃黏膜脱垂?

胃黏膜脱垂是指松弛的胃黏膜自幽门滑脱入十二指肠球部内(或较少见会逆行脱入食管)。主要是由于胃窦部的黏膜受各种原因发生黏膜皱襞移动度增大、黏膜下结缔组织松弛,加上胃窦部蠕动加强,将胃黏膜推入幽门管和十二指肠球部。

128 胃黏膜脱垂会出现哪些症状?

胃黏膜脱垂常见症状为上腹部间歇性疼痛,一般在进食后不久发生或加重,右侧卧位时加重,左侧卧位时减轻,伴有恶心、呕吐、胃胀、嗳气等,偶尔可出现幽门梗阻的表现,但出现后有时又可迅速消失。轻度脱垂亦可无症状,持续脱垂的可以阻塞幽门而出现重度充血、水肿、糜烂、溃疡、出血等。

129 胃黏膜脱垂是哪些因素造成的？

胃黏膜脱垂是由于慢性胃炎、水肿等原因引起胃黏膜松弛，胃肌层薄弱，加上胃动力功能紊乱而产生的。当有较大的胃蠕动推动时，胃内压升高、挤压等使胃黏膜发生增粗、脱垂。在胃舒张时已推入球部的黏膜又返回胃内，从而出现一些消化道常见的临床症状。精神神经因素也可加重症状。

130 胃黏膜脱垂如何诊断？

本病主要依靠上消化道 X 线钡餐检查。许多病人是在 X 线钡餐检查时才首次被发现的。胃镜检查也可见胃蠕动时黏膜经幽门口滑入球部，而在舒张时复位。但是，轻度胃黏膜脱垂在胃镜检查的时候不一定能发现。

131 有胃黏膜脱垂者要注意什么？

有胃黏膜脱垂者要少食多餐,吃容易消化的食物,避免精神紧张,发作时尽量采取左侧卧位,积极治疗胃窦炎、溃疡病,应用解痉药、中药理气止痛等。内科治疗无效的严重患者才考虑外科手术治疗。

132 什么是胃轻瘫？

胃轻瘫是指胃排空极度延缓,又叫胃轻瘫综合征,以往称胃麻痹、胃无力等。一般来说,禁食一夜后,胃内仍有食物残留,可以诊断为"胃轻瘫"。

133 胃轻瘫有哪些症状？如何检查？

临床上以早饱、餐后饱胀、反复呃逆、恶心、发作性干呕为主要表现。确诊胃轻瘫有赖胃排空方面的检查，若没有胃排空检查的特殊设备，可采用 X 线、超声、胃电图等方法协助诊断。

134 胃轻瘫的主要原因有哪些？

胃轻瘫发病原因较多，分为原发性和继发性。

原发性胃轻瘫又称为特发性胃轻瘫，包括胃运动过缓、胃窦部动力低或胃十二指肠运动不协调。一般找不到明确的原因，仅在检查时发现。功能性消化不良病人也有胃排空减慢。

继发性胃轻瘫由以下原因造成，如：糖尿病性胃轻瘫、手术后胃瘫、硬皮病、红斑狼疮、中枢性疾病、创伤、烧伤、药物过量或中毒、全身感染性疾病、神经性厌食、中枢神经性肿瘤等。

135 胃轻瘫如何治疗？

胃轻瘫对症治疗应首选药物，如口服促动力药物，使用中药益气养胃、疏肝理气等，可增加胃动力和缓解症状。为使药物的吸收过程不受胃排空延缓的影响,肌肉注射或静脉注射效果较快。同时要积极治疗原发病,在内科治疗无效时才考虑外科手术。

136 什么是胃下垂?

胃下垂常为内脏下垂的一部分,是指胃的位置比正常时明显下降,胃小弯弧线最低点下降到髂嵴连线以下,在立位时胃的下缘下垂甚至可降达盆腔。

137 什么方法可以诊断胃下垂?

(1)首选 X 线钡餐检查:可显示胃小弯弧线最低点下降到髂嵴连线以下。胃呈鱼钩状,胃底和胃体上部细小,而下垂部膨大,胃窦部低于幽门。

(2)超声检查:饮水后在立位做超声检查,可测知胃下垂部进入盆腔内。

138 胃下垂有什么症状？

　　轻度胃下垂者多无症状，严重的可有上腹不适、饱胀感、下坠感、厌食、恶心、腹部隐痛等，一般多见于形体消瘦、神疲乏力、有慢性消耗性疾病者。

139 什么原因引起胃下垂？如何防治？

　　瘦弱女子最易患胃下垂，经产妇也易发生，还多见于有慢性消耗性疾病、卧床少动者。常伴有神经衰弱。

　　预防和治疗胃下垂方法如下。

　　（1）加强腹肌锻炼，以增强腹肌张力。

　　（2）增加营养，使体重和体力有所提高。

　　（3）药物：中药补中益气汤加减调理，以增强脾胃功能。西药助消化剂、促胃动力剂、促蛋白合成药等，协助消化吸收。

　　（4）针灸。

　　（5）胃托也能帮助减轻症状。

140 胃下垂病人应该怎么吃?

（1）细嚼慢咽：胃下垂的病人胃壁张力降低，蠕动缓慢，如果吃得太快，吃的食物就会堆积在胃中不容易消化，产生胃胀不适。咀嚼可以反射性地刺激胃的蠕动，增加胃壁张力，促进排空。因此，进餐速度要慢些，有利于消化吸收。

（2）少食多餐：由于胃下垂病人消化能力差，吃得太多必然会滞留胃中引起消化不良。因此，每次用餐量宜少，但次数可以增加，每天5～6餐比较合适。

（3）食物细软：胃下垂的病人不宜吃不易消化的干硬或质地偏硬的食物，如烤牛排、炸猪排、硬的豆类、杂粮等；应吃细软、清淡容易消化的食物，如软饭、软面条、各种嫩肉、蒸鱼肉、蔬菜剁碎煮熟。

（4）不宜一次性喝太多的汤水。因为水的分量重，吃多了加重下垂感。同理，也不宜一次性喝太多稀粥。

（5）营养均衡：胃下垂病人一般都比较瘦弱，所以在少食多餐的基础上力求营养均衡，蛋白质、糖类、脂肪三大营养比例要合适。蛋白质应该多吃些，如牛奶、鸡蛋、鸡肉、豆腐、鱼肉等，有利于改善体力、肌力以及胃壁平滑肌的力量；脂肪消化比较慢，应适当少吃些；淀粉类含糖分的食物要保证一定的量，如米饭、包子、馒头、面条、面包等，每天4～6两，以确保供给热量。有的人只吃菜不吃饭是不对的。

（6）减少刺激：应尽量减少吃刺激性强的食物，如辣椒、生姜、酒、咖啡、浓茶、可乐、糖醋等，以免引起病人反酸、烧心不适，加重病情。

（7）防止便秘：胃下垂病人胃肠蠕动慢，很容易便秘，如果用力大便会加重胃下垂，所以早晨喝些水或睡前喝杯蜂蜜麻油水，注意多吃些水果、蔬菜和坚果，可以促进胃肠蠕动，使大便变得松软润滑，防止便秘的发生。

（8）动静配合：胃下垂的病人餐后不宜马上运动，应该有30～45分钟的休息，有条件的最好平卧或右侧卧。因为餐后马上运动会因食物的重量使胃下垂程度加重。当然，平时适当的锻炼可以增强体力和肌力，促进胃肠蠕动，改善症状，防止胃下垂的继续发展。

141 什么是胃内异物？

胃内异物是指有意或无意吞入胃内的各种不能被消化的物体。如小钉子、针、钱币、纽扣、骨头、玻璃、笔套，可以发生在正常人，也可发生在小儿和精神失常者。吞入异物对人体的影响取决于异物的性质、形态、大小和对胃功能影响的程度。

小而光滑的可不产生任何症状，并经胃肠道随粪便排出体外，因此对人体毫无影响；异物较大、较长或尖锐锋利，则可以引起梗阻、出血、炎症、溃疡、穿孔和腹膜炎等，有的还有一定的毒性反应。

142 如何诊断胃内异物呢?

病史可提供重要的诊断线索,腹部透视或拍片可以发现不透 X 线的金属类异物;X 线可透过的异物常需做胃镜检查才被发现。

143 吞下异物怎么办呢?

吞下异物后应及时到医院进行检查,检查后才能在医生指导下进行处理,切勿自行处理。

对于细小而光滑,估计不会损伤胃肠黏膜且无毒性的,可以让其自然排出体外,或让病人多吃富含纤维素的蔬菜(韭菜、芹菜、豆芽菜等)以包绕异物利于从肠道排出。

对于异物较小、较长或尖锐锋利,估计不能通过胃肠道的,可先采取内镜直视下试行取出异物。如内镜直视下取异物不成功的则需手术治疗。

144 胃结石是怎样形成的?

胃结石是由动物、植物成分在胃内未能消化的物质凝结而成的。常见有植物石、毛发石、柿结石,少见有药物石、虫胶石等。

145 胃结石会出现哪些不适?

胃结石常有上腹持续性隐痛、胀满、恶心、饮食减少等消化不良症状。有时可出现急性梗阻、出血、溃疡等症状。

146 胃结石怎么诊断?

主要靠胃镜检查,也可进行 X 线钡餐检查。胃镜检查可直接看到结石,并可进行镜下取石。

147 胃结石如何治疗？

治疗可先试用各种酶制剂，如菠萝蛋白酶、木瓜蛋白酶、纤维素酶等口服或洗胃，以溶解结石使其变小而自行排出。由于胃结石形成与酸度有关，故也可用碱液治疗，如使用碳酸氢钠等使结石溶解。中药消积软坚、活血化瘀、润肠通便也有一定作用。

如保守治疗疗效不显，可采用内镜下碎石、取石。必要时手术取石。

148 胃动力障碍性疾病有哪些？

（1）咽和食管运动障碍引起的疾病：弥漫性食管痉挛、胡桃夹食管、贲门失弛缓症、胃食管反流病等。

（2）胃肠运动障碍引起的疾病：功能性消化不良、肠易激综合征、功能性便秘、盆底综合征等。

（3）胆道运动障碍引起的疾病：肝胰壶腹括约肌功能紊乱。

149 什么是功能性消化不良?

消化不良是常见的临床症候群,其发病率较消化性溃疡高 2～8 倍。

功能性消化不良是指一种病因未明的,未发现有器质性或全身性疾病的慢性持续性或反复发作性上腹部不适的症候群。

150 功能性消化不良有哪些症状?

功能性消化不良临床上表现为上腹部疼痛或不适,尤其餐后加重,上腹饱胀、早饱、嗳气、食欲不振、恶心、呕吐、烧心和反酸等症状,病程超过 4 周,但胃镜检查未有异常发现者。

151 功能性消化不良可分几型?

功能性消化不良可分为运动障碍型、反流型、溃疡型、混合型(不定型)四型。

152 怎样诊断功能性消化不良?

诊断功能性消化不良除依靠临床症状外,需做内镜检查、X线检查、B超检查、胃排空或胃电图检测,以排除器质性疾病方可定论。

153 功能性消化不良如何治疗?

治疗功能性消化不良的主要目的是缓解临床症状,治疗方法如下。

(1)一般治疗:消除诱因是治疗本病的基础,如避免劳累,生活要有规律,戒烟、忌酒,避免刺激性食物,少食多餐等。

(2)心理治疗:在治疗中具有一定作用。消除病人疑虑,让他们对医生产生信任是治疗成功的重要因素。必要时选用镇静药及抗焦虑抑郁药等。

(3)抑酸药物:对反流或溃疡样症状病人可适当选用,如奥美拉唑、雷尼替丁等。

(4)抗幽门螺杆菌治疗:详见275条。

（5）促胃动力药治疗：可提高胃平滑肌张力，如莫沙比利等。

（6）胃黏膜保护剂：胶体果胶铋、硫糖铝等。

（7）中医中药治疗：根据病人四诊辨证论治。

154 功能性消化不良为什么要进行精神心理治疗？

功能性消化不良为胃肠运动障碍性疾病。随着社会生活节奏的加快和生物医学模式的转变，社会心理因素已成为很多疾病的重要致病因素。功能性消化不良患者抑郁焦虑情况往往比正常人群多见，故心理精神治疗尤显重要。临床上除抗抑郁焦虑药物应用外，还需多和患者沟通，树立他们战胜疾病的信心。

四、肠道疾病

155 什么是炎症性肠病？

炎症性肠病包括两种疾病，即溃疡性结肠炎（UC）和克罗恩病（CD），是一种病因尚未明确的慢性肠道炎症性疾病，目前普遍认为与遗传、免疫、感染、环境、精神刺激等多种因素有关。病程长，病情易反复。

156 "溃疡性结肠炎"与"慢性结肠炎"是一回事吗?

溃疡性结肠炎的全称是慢性非特异性溃疡性结肠炎(简称"溃结")，亦有称为特发性溃疡性结肠炎的，是炎症性肠病的一种。"溃疡性结肠炎"与我们常说的"慢性结肠炎"是两种完全不同的疾病，"慢性结肠炎"是除了"溃结"以外的一种慢性腹泻的统称，包括慢性肠道炎症、慢性痢疾、慢性腹泻等。部分未诊断明确的"溃结"容易被误诊为"慢性结肠炎"。

157 溃疡性结肠炎病人有哪些症状?

溃疡性结肠炎一般起病缓慢，少数急骤，病情轻重不一，容易反复发作。主要症状如下。

（1）黏液血便或脓血便：大便不成形，夹有血、脓或黏液，甚至便血，排便不畅。累及直肠者有里急后重感，老年人有时见便秘而无腹泻。

（2）腹痛：局限于腹部不同的部位，多见于左下腹或右下腹，常为隐痛，偶有阵发性绞痛。

（3）消瘦、贫血：见于长期、重病患者。

（4）发热：多见于急性发作期。

（5）肠外表现：偶见口腔溃疡、关节痛、皮肤结节性红斑等。

158 什么是克罗恩病?

克罗恩病也是炎症性肠病的一种，但它的病理、临床表现、诊断、治疗及预后与"溃结"不相同。好发于青中年，可累及肠道各段，以回盲部、回肠末段和结肠为常见，又称局限性回肠炎和肉芽肿性肠炎等。

腹泻多数是稀便或含有少量血液的黏液便，腹痛常位于脐周、右下腹或下腹，腹痛程度比"溃结"重，可有纳差、呕吐甚至肠梗阻。且有发热、营养障碍等肠外表现。易复发，不易根治。

159 诊断炎症性肠病需要做哪些检查?

肠镜及病理检查是医生诊断炎症性肠病必要的手段；需

要注意的是,急性重症患者应暂缓肠镜检查,以免肠穿孔。

小肠克罗恩病还需做小肠钡灌或气钡造影。

超声检查对肛门直肠周围脓肿有价值。

CT 检查可见肠壁增厚,"溃结"大多小于 10 毫米,克罗恩病大多大于 10 毫米。

大便常规和培养不少于 3 次,以排除其他病菌感染。

160 治疗炎症性肠病的药物有哪些?

(1) 氨基水杨酸类:柳氮磺胺吡啶(SASP)和 5 - 氨基水杨酸(5 - ASA),适用于慢性期和轻度、中度活动期病人。美沙拉嗪,因其副作用小、疗效较佳,在临床上得到广泛认可。

(2) 糖皮质激素:多用于急性发作期、重症患者。可静脉滴注、口服或灌肠。

(3) 免疫抑制剂:有硫唑嘌呤、环孢素、氨甲喋呤等。用于氨基水杨酸类、糖皮质激素治疗无效者。

(4) 抗生素:用于急性期合并肠道细菌感染者。

肠道益生菌,有辅助作用。

本病患者应认真就医,按疗程坚持服药,不可随意减药或停药,以免病情反复加重。

161 炎症性肠病该如何选择手术治疗？

手术治疗并不能治愈本病，出现以下情况才考虑手术治疗：

（1）内科保守治疗无效者；

（2）并发肠梗阻；

（3）并发肠穿孔；

（4）大量或反复严重的出血；

（5）合并肛瘘、直肠周围脓肿；

（6）癌变或多发性息肉。

162 怎样避免炎症性肠病复发？

炎症性肠病（包括溃疡性结肠炎、克罗恩病）多因受冷、劳累、情绪波动、肠道感染诱发。为避免炎症性肠病复发应当注意以下几个方面：

（1）缓解期患者维持药物治疗很重要；

（2）避免精神刺激；

（3）预防呼吸道及消化道感染；

（4）不过度劳累；

（5）不喝酒，饮食不可过饱，不吃生冷辛辣之品；

（6）注意腹部及下肢保暖；

（7）适当运动，增强体质。

一旦出现轻度或疑似复发症状应及时就医。

163 中医如何治疗炎症性肠病?

对于一些轻、中度的患者配合中医药治疗有利于改善症状、增强体质、提高生活质量、减轻西药副作用等。可选用中药内服、针灸、穴位敷贴、离子导入、灌肠等整体及局部相结合的方法治疗。

中药治疗应根据症状请中医师辨证论治，基本原则是：清利湿热、凉血止血、健脾和胃、补肾固本。

需要注意的是，对于一些处于缓解期病情尚不稳定的患者，西药的维持治疗还是十分必要的，不能随便停服。

164 炎症性肠病有什么饮食宜忌?

宜用食物：软饭（粥）、面条、馒头、瘦肉、鱼肉、鸡蛋、蔬菜泥等。

慎用食物：牛奶（溃疡性结肠炎者忌用）。

忌用食物：粗粮、干豆、肥肉、动物油、油炸食品、多纤维的蔬菜和水果、各种刺激性调料（辣椒、胡椒、芥末等）。

国外报道有些食物与本病复发有一定关系，如小麦、玉米、土豆、茶、咖啡、蘑菇、燕麦、巧克力、奶制品、酵母、鸡蛋、苹果等，都应该尽量注意避免。

165 什么是缺血性结肠炎？与哪些因素有关？

缺血性结肠炎是由于各种原因引起结肠某段血行障碍，导致肠壁缺血、缺氧，肠壁局部组织发生不同程度的缺血坏死的结肠疾病。

发病原因：有持续性供血不足，如肠系膜动脉栓塞、血栓形成或动脉硬化引起血管狭窄；有暂时性供血不足，如血管痉挛、血容量减少、低血压休克、肠内压增高等。故多见于患有动脉硬化、心功能不全的老年患者。长期或大量使用缩血管药物也可促使发病。

缺血根据情况不同分为急性和慢性，急性包括短暂型和坏死型，急性坏死型为肠壁全层坏死，引起坏死性、出血性、绞窄性结肠炎。慢性缺血为短暂反复发作引起结肠良性狭窄，即所谓狭窄型。

166 缺血性结肠炎有什么症状？有哪些危害？

缺血性结肠炎主要表现为突发性腹痛或阵发性绞痛，随着病情加重可转为持续性腹痛；其次为便血，呈鲜红色，量可多可少。可伴有腹胀、腹泻、恶心、呕吐，饱餐后症状加重、饥饿时症状减轻。

急性坏死型肠炎可引起发热、肠穿孔、腹膜炎、心动过速、血压下降、休克等严重后果。慢性、间歇性发作患者可出现消化不良、营养不良、消瘦等后果。

167 如何预防缺血性结肠炎？

对于合并有高血压、动脉硬化、心功能不全的老年人，应同时积极治疗原发疾病。如突然出现便血、腹痛应及时就医，可尽早预防病情加重。

注意饮食结构调整并长期坚持（如进软食，戒烟酒，避免辛辣、油炸、生冷、不化之品等刺激，糯米等黏稠的食物也要少吃），可以有效预防缺血性肠病的发生和加重。

对于老年便秘患者不要用力解便，可多吃富含膳食纤维类的软食，少吃酸性水果，保持大便通畅。

168 身体出现哪些异常要当心大肠癌?

（1）排便习惯改变：近期突发大便次数比原来减少或增多，腹泻和便秘交替，排便不畅。

（2）大便性状改变：大便由原来正常的样子变细、变稀。

（3）腹痛：左半结肠患病可出现左下腹痛，右半结肠患病可出现右下腹痛。轻者仅有胀痛，严重者持续胀痛，阵发性加重，甚至呈肠梗阻症状。

（4）便血：直肠癌多出现鲜红色血便，容易被误诊为痔疮。左半结肠癌多见与大便相混的血便。右半结肠癌可见咖啡样或果酱样大便。

（5）腹块：右半结肠癌在腹部可摸到时隐时现的包块。

大肠癌一旦出现贫血、消瘦、肠梗阻这些信号，大多已不是早期阶段了。

169 哪些人容易生大肠癌?

（1）有大肠癌家族史的人大肠癌的发生率明显高于其他人。

（2）大肠息肉，尤其是直径大于1厘米、多发"腺瘤性息肉"的人。

（3）被诊断为"家族腺瘤性息肉"的人。

（4）溃疡性结肠炎，多年治疗效果差，且溃疡范围大的人。

（5）城市里中年以上男性好发。

（6）曾患过大肠癌或其他癌症的人。

（7）血吸虫病病人（与血吸虫虫卵在大肠黏膜生长刺激有关）。

170 为什么说动物脂肪是导致大肠癌的"元凶"？

许多致癌物质是脂溶性的，即可以溶解在脂肪中，因此我们吃动物脂肪越多，溶解和吸收致癌物质的危险性就越大；同时，高脂肪饮食会促进胆汁酸的分泌，易对肠道黏膜产生刺激和伤害。如果损害长期持续，就可能诱发肿瘤细胞的生长，导致大肠癌。这些食物包括：猪油、其他动物油、肥肉、动物内脏、鱼子、鱿鱼、墨鱼等。即便是植物油也应控制在每人每天20～30 克（2～3 汤匙）。

171 为什么膳食纤维是避免大肠癌的"生力军"？

膳食纤维有较强的吸水性，可增加粪便的体积，利于通便，这样就可以缩短粪便在肠道的停留时间，减少致癌物质与肠壁的接触，降低致癌物质的浓度，所以能降低发生大肠癌的概率。

172 如何预防发生大肠癌?

（1）合理调配膳食：多吃粗粮、新鲜水果及蔬菜等膳食纤维的食物；少吃含脂肪和胆固醇高的食物；少吃腌制、烟熏食物；多饮水。

（2）培养良好生活习惯：坚持体育锻炼，防止肥胖；控制饮酒、不吸烟；养成良好排便习惯，保持大便通畅。

（3）积极治疗肠道疾病防止癌变：如溃疡性结肠炎、结肠息肉、血吸虫病等。

（4）警惕大肠癌信号：出现腹痛、便血、排便习惯改变等异常信号，应及时就诊检查。

50 岁以后应常规定期检查肠镜。

173 大肠癌的主要治疗方法有哪些?

首选的方法是手术治疗，如能早期发现、早期手术其预后是相当满意的。5 年生存率在 50％～90％。手术方式取决于癌肿的部位和分期。同时可配合放疗、化疗、中药治疗等方法。

174 大肠癌术后如何预防复发、转移?

（1）手术治疗要彻底，术后积极抗复发治疗：可采用合理的放疗、化疗和有计划的中西医综合治疗。

（2）保持心情愉快：尽量避免长期、过度的精神紧张和不良刺激。

（3）提高免疫力：可通过适当锻炼提高自身抵抗力，也可中药调理或应用提高免疫的西药进行辅助性治疗。

（4）定期到医院复查：病人要注意观察自我症状变化，大肠癌术后要定期进行大肠镜复查及其他相关检查，注意原发病灶及附近有无新生异物。

175 大肠癌术后是否可选择中药治疗?

中药能预防和抑制肿瘤复发，在一些发达国家也日益受到重视。中药能调节机体免疫力，有恢复、增强人体免疫的作用。特别对化疗引起的消化道反应、造血机能抑制等有保护作用。能协同化疗增效、减毒。需要注意的是，中医药目前尚无单一的药物，或统一的协定方可"通治"，中药治疗是一个辨证论治的过程，需要根据每个病人的体质合理治疗，才能达到更好的扶正祛邪的疗效。

176 什么是不完全性肠梗阻，有什么症状？

肠梗阻是肠内容物在肠道内通过受到障碍时出现的一种急腹症。根据梗阻程度不同可分为完全性和不完全性肠梗阻。不完全性肠梗阻是肠腔内部分通过障碍，腹部 X 线上显示梗阻点以下的肠腔内有少量积气、积液，梗阻点以上的肠腔扩张较轻，有较多的气体。主要症状为腹胀、阵发性腹部绞痛、呕吐、肛门排气、排便减少等。

177 什么样的不完全性肠梗阻可以选择药物治疗？

对于一般的不完全性肠梗阻可以在严密观察病情变化的

同时选择药物治疗。如：蛔虫、粪块堵塞或炎症粘连所致的不完全性肠梗阻；早期的肠套叠、肠扭转引起的不完全性肠梗阻；肠动力不足引起的不完全性肠梗阻均可以选用中药或西药或针灸进行保守治疗。

178 结肠息肉摘除后是否可选择中药治疗？

结肠息肉最好的治疗方法是在内镜下摘除或手术治疗。为了防止结肠息肉复发，除了需要定期进行结肠镜复查外，对于息肉摘除后病理报告是炎性息肉或增生性息肉的，应考虑配合中药健脾理气、活血化瘀治疗，可以预防复发。病理提示腺瘤的病人，选择中成药或中药辨证治疗，预防癌变，也是一种不错的选择。

179 什么是便秘？

便秘是一种症状，指粪便在肠道里滞留过久，排便不畅，排便时间延长，甚至数天排便一次，粪便干结、量少，均可统称为便秘。便秘有"秘"和"闭"之意。有人以为只有粪块干硬难出才算便秘，这是不完全的认识。其实，只要排便时感觉困难、费力，不论粪块干硬与否，都可归属于便秘范畴。

180 哪些职业是便秘的高发人群？

久坐久站不动，是引发便秘的主要原因之一。久坐的职业主要是指长期伏案工作的办公室工作人员，以及汽车司机、会计、门诊医生、学生等。久站的职业主要有理发师、售货员、交通警察、教师等。上述职业便秘的发病率最高，据统计，大约占整个便秘发病率的 81.7%。

因为久坐久站不动，身体缺乏运动，肠道平滑肌就变得松弛乏力，蠕动功能减弱。尤其女性腹肌天生较弱，排便的力量小，因此更容易出现便秘。建议加强运动，特别是坐办公室的女性。

181 一天不大便就是便秘吗？

在一般情况下，一个人的排便次数可以是每日 1～2 次，也可以是每周 3～4 次。只要排便通畅、成形，都算正常。按照生理规律,食物残渣要在进食后 24～48 小时以后排出,所以 3 天以上不排便才算便秘。有的人一天没有排便就很紧张,其实,这是大可不必的。

182 便秘是什么原因引起的?

(1) 不良的饮食习惯:进食量过少,吃食过于精细,缺少膳食纤维,喝水太少,喜食辛辣上火的食品或饮食过于清淡。

(2) 活动减少:有的人喜静不喜动,或从事久坐久站的工作,活动不够,肠道蠕动不足。

(3) 精神紧张:常见于一些工作压力大,精神长期紧张,有心理障碍者。

(4) 肠道疾病:如肠粘连、肠梗阻、肠道肿瘤、严重痔疮或部分肠易激综合征等。

(5) 某些药物的副作用:如长期服用一些易导致便秘的降压药、利尿剂、钙制剂、抗抑郁药等。

(6) 全身性疾病:如糖尿病、甲亢、甲减、尿毒症等可引起消化道的自主神经病变,导致排便障碍。

(7) 消耗性疾病:常见于老年人以及营养不良、慢性消耗性疾病,引起肠道平滑肌乏力而排便困难。

以上种种原因,或单一,或综合作用,都可以引起排便过程出现障碍,导致便秘。

183 便秘就要多吃粗纤维吗?

便秘原因很多,首先要搞清楚原因,如果是因吃纤维过少引起的,当然应该注意在饮食中增加膳食纤维,同时要多喝水,来达到缓解便秘的目的。但是,如果肠道有梗阻(肠粘连、肠道肿瘤、机械性肠梗阻)就不能吃粗纤维食物了,否则,会加重梗阻,产生严重后果。

184 便秘要多吃香蕉吗?

香蕉有清热、滋阴、润肠、通便的功效,适用于肠道有郁热的便秘,但一定要选择熟透的香蕉。生的香蕉不仅不通便,还有"收敛"的可能,因此对香蕉也要"一分为二"。

香蕉含糖量高,糖尿病的便秘患者多吃香蕉会引起血糖的波动,所以不提倡对这类病人采用"香蕉疗法"。

185 便秘患者喝蜂蜜水好吗?

一些便秘患者喜欢早晨空腹喝蜂蜜水,虽然蜂蜜对缓解便秘有一定作用。但是,如果喝太多的蜂蜜水,其含有的大量果糖和葡萄糖会升高血糖,导致腹胀,进而影响早餐食欲,这对老年朋友是不合适的。

186 除了香蕉,还有什么水果对便秘有好处?

(1) 火龙果。因为火龙果的外形和名称,可能很多人都以为吃了火龙果会上火。其实,火龙果性微寒,不仅不上火还能降火,它具有清热降火、润肠滑肠的功效,对胃肠积热有清除作用,可防治便秘。这是因为火龙果的果肉中分布着黑色的颗粒,这些黑色的颗粒富含有各种消化酶和不饱和脂肪酸,有利于肠道的蠕动,能帮助改善便秘。

此外,火龙果含有一种白蛋白,是很多植物中少有的。这种白蛋白在体内遇到重金属时,可以与重金属相结合,然后一同排出体外。同时白蛋白还可以很好地保护我们的胃黏膜。

火龙果中含有花青素,有很好的抗氧化能力,可以清除一些导致癌症的分子,具有抗突变、抑制脑细胞变性的作用,所以能够预防老年痴呆和癌症。

虽然火龙果尝起来可能不是很甜,但是它的含糖量确实比一般水果都高,只是火龙果的糖不是一般的蔗糖,而是很容易被人体吸收的葡萄糖,是人体所必需的,所以不会让身体变胖。但是,糖尿病患者还是要注意不能多吃。

火龙果中的含铁量比一般的水果要高,铁是制造血红蛋白及其他铁质不可缺少的元素,所以还可以防治贫血。女生在经期前后多吃火龙果,可补充身体的铁质。

火龙果中含有丰富的维生素,其中就有对视力很好的胡萝卜素和维生素 B_1 等,过度用眼的人群可以多吃一些。

火龙果的生长过程很少有病虫危害,所以基本上没有喷洒农药,非常适合孕妇来食用。加上火龙果营养丰富,对孕妇及宝宝的身体健康都有好处。

(2)柚子。柚子味甘酸、性寒,有着很好的健胃、消食、化痰、解酒的功效。现代医学研究发现,柚子之所以有这些功效,主要是因为在柚子中含有蛋白、脂肪、碳水化合物、粗纤维、丰富的维生素 C、维生素 B_2、维生素 P、胡萝卜素等物质所致的。

柚子含有丰富的天然枸橼酸和各种无机盐类,能润肠通便,适量食用,有通便之功效。

柚子中含有极为丰富的钙、钾、磷、铁等微量元素,所以它具有降低胆固醇、减肥、美容等作用。更为重要的是,柚子中所含有的这些微量元素还具有降低血液黏稠度,减少血栓形成的作用。

柚子性寒,脾胃虚寒的人吃了柚子会腹泻。故身体虚寒的人不宜多吃。

（3）猕猴桃。猕猴桃是一种营养价值极高的水果，素有"果中之王"的美誉。它含有亮氨酸、苯丙氨酸、异亮氨酸、酪氨酸、丙氨酸等 10 多种氨基酸，以及丰富的矿物质，包括丰富的钙、磷、铁，还含有胡萝卜素和多种维生素，对保持人体健康具有重要的作用。

猕猴桃含有较多的膳食纤维和蛋白质分解酵素，这些物质除了可以快速清除体内堆积的有害代谢产物，防治便秘以外，还有很好的预防结肠癌及动脉硬化的作用。

喜爱吃猕猴桃的人，每日吃 1～2 个既能满足人体需要，其营养成分又能被人体充分吸收。食用时间以饭后 1～3 个小时较为合适，不宜空腹吃，也不宜与牛奶同食。因为猕猴桃中所含维生素 C 易与奶制品中的蛋白质凝结成块，不但影响消化吸收，还会使人出现腹胀、腹痛、腹泻，所以食用富含维生素 C 的猕猴桃后，一定不要马上喝牛奶或吃其他乳制品。

猕猴桃性寒，不宜多食，脾胃虚寒易便溏者不宜食用。

（4）苹果。苹果性味甘酸而平，具有生津止渴、益脾和胃的功效。俗话说"每天一苹果，健康又长寿"。

苹果具有通便和止泻的双重功效，苹果生吃治便秘，熟吃治腹泻。一方面，苹果中所含的膳食纤维素能使大肠内的粪便变软，此外苹果还含有丰富的有机酸，可刺激胃肠蠕动，促使大便通畅；另一方面，苹果中含有丰富的鞣酸、果胶等特殊物质，鞣酸是肠道收敛剂，能减少肠道分泌而使大便内水分减少，从而止泻。果胶则是个"两面派"：未经加热的生果胶有软化大便、缓解便秘的作用；而煮过的果胶却摇身一变，具有收敛止泻的功效。

苹果洗净，每天生吃 1 个，可预防便秘。每日早、晚空腹吃 1～2 个，可调治习惯性便秘。

　　苹果具有降低胆固醇含量的作用，增加胆汁分泌和胆汁酸的功能，因而可避免胆固醇沉淀在胆汁中形成胆结石。有人实验发现，经常吃苹果的人当中，有50％以上的人，其胆固醇含量比不吃苹果的人低10％。

　　吃苹果可以帮助"溶解"血管中导致心脏病的"元凶"——血栓。加州大学戴维斯分校的研究显示，每天吃两个苹果或喝一杯半的纯苹果汁，可以减少血液中"坏胆固醇"（低密度脂蛋白中的胆固醇）的含量，防止动脉栓塞。欧洲的一项研究也显示，常吃苹果的人发生心肌梗死的几率比不吃的人低40％。

　　苹果有降低血压的作用。苹果中含有较多的钾，当人体摄入钠盐过多时，吃些苹果，有利于平衡体内电解质。

　　苹果中含有的磷和铁等元素，易被肠壁吸收，有补脑养血、宁神安眠作用。无论是对心脾两虚、阴虚火旺、肝胆或肠胃不和所致之失眠都有较好的疗效。

　　苹果的香气是治疗抑郁和压抑感的良药。专家们经过多次试验发现，在诸多气味中，苹果的香气对人的心理影响最大，它具有明显的消除心理压抑感的作用。

　　苹果还有减肥的功效，因为苹果中的苹果酸可以起到降低血脂、软化脂肪的作用，所以每天晚上吃一个苹果可以起到减肥的作用。

　　苹果中含有的黄酮类物质是一种高效抗氧化剂，它不但是最好的血管清理剂，而且是癌症的克星。法国国家健康医学研究所的最新研究显示，苹果中的原花青素能预防结肠癌。

　　（5）梨。梨味甘微酸、性凉。古人称梨为"果宗"，即"百果之宗"。因其鲜嫩多汁，酸甜适口，所以又有"天然矿泉水"之称。梨的适宜性比苹果还要广泛，不爱吃梨的人很少。"其生用，清六腑之热；熟食，滋五脏之阴。"梨富含糖、蛋白质、脂肪、碳水化合物及多种维生素,对人体健康有重要作用。可以治热病伤阴或阴虚所致的干咳、口渴、便秘。

梨子中的果胶含量很高,有助于消化、通利大便。吃梨子时舌头会有粗糙的感觉,这是因为木质及纤维等汇集而成,因此能刺激肠管,缓解便秘。每百克梨含有 3 克的纤维素(多为非可溶性纤维),能预防便秘,清洁肠道,并有助于预防结肠和直肠癌,长期便秘的人应多吃梨。

有医者把梨称为"全方位的健康水果"或称为"全科医生"。现在空气污染比较严重,多吃梨可改善呼吸系统和肺功能,保护肺部免受空气中灰尘和烟尘的影响。

梨有较多糖类物质和多种维生素,易被人体吸收,能增进食欲,对肝脏具有保护作用。

食梨还能防止动脉粥样硬化,抑制致癌物质亚硝胺的形成,从而防癌抗癌。但是,梨性偏寒,易助湿,多吃会伤脾胃。梨含糖量高,糖尿病或有妊娠糖尿病的孕妇要慎吃。

(6)桑椹。桑椹为桑树的成熟果穗。以个大、肉厚、色紫红为佳。中医学认为桑椹味甘、酸,性寒,具有养血活血、滋阴生津、补益肝肾、润肠通便、明耳目、乌须发的作用,特别适合习惯性便秘、老年人阴血不足的便秘、贫血、脱发、须发早白、失眠等患者食用。

少年儿童不宜多吃桑椹。因为桑椹内含有较多的胰蛋白酶抑制物——鞣酸,这种物质会影响人体对铁、钙、锌等物质的吸收。脾虚便溏者亦不宜吃桑椹。桑椹含糖量高,糖尿病患者应慎用。

187 吃什么蔬菜对便秘有好处？

（1）萝卜。萝卜又名莱菔。可以生吃也可以熟食。萝卜生食味辛、甘，性凉，熟食味甘、性平，有顺气、宽中、消积滞、宽胸膈之功效。

吃了萝卜后，不少人会出现频频放屁的现象，这就是萝卜的"顺气"功效。所谓"顺气"，就是加强胃肠道的运动，使胃肠道的气体从肛门排出，这样就能很好地缓解因胀气引起的胃胀及腹胀等不适。由于萝卜能加强胃肠的运动，它对功能性便秘有一定的作用。李时珍的《本草纲目》中就有用萝卜治疗便秘的记载。现代研究也发现，萝卜中的芥子油和膳食纤维可促进胃肠蠕动，有助于体内废物的排出。萝卜中的芥子油能促进胃肠蠕动、增强食欲、帮助消化。它还含有可以帮助消化的淀粉酶以及可以促进胃肠运动的 B 族维生素和钾、镁等矿物质。因此，对于便秘的人群，吃萝卜可以起到通便的作用。

萝卜中的淀粉酶能分解食物中的淀粉、脂肪，使之得到充分的吸收。它含有的多种酶，能够分解致癌物亚硝胺，加之所含木质素能够提高巨噬细胞的活力，所以常吃萝卜可降低血脂、软化血管、稳定血压，预防动脉硬化、胆石症、癌症等疾病。

吃生萝卜的时候要注意不要与药物一块食用，否则就会降低药物的药性。对于脾胃虚弱、容易大便溏泻的人来说，最好不要经常吃萝卜。因为过多的顺气，就有耗气的可能，反而会使脾胃虚弱的状态加重。

（2）大白菜。大白菜又名结球白菜、黄芽菜、菘等，性平、微寒、味甘。大白菜中含有大量的粗纤维，能够滋润肠道、促进排毒、刺激胃肠蠕动，帮助消化，有助于营养吸收，有效缓解胃肠积热，预防和缓解便秘。凡心烦口渴、大便不畅、小便黄少者均可常食大白菜。

大白菜含有蛋白质、脂肪、多种维生素及钙、磷、铁等矿物质，常食有助于增强机体免疫功能，对减肥健美也有一定作用。

大白菜中含有活性成分吲哚-3-甲醇，实验证明，这种物质能帮助体内分解与乳腺癌发生相关的雌激素，如果妇女每天吃 500 克左右的大白菜，可降低乳腺癌发生率。此外，其所含微量元素钼可抑制体内对亚硝酸胺的吸收、合成和积累，故有一定抗癌作用。

同时，大白菜中的有效成分还能降低人体胆固醇水平，增强血管弹性，常食可预防动脉粥样硬化和某些心血管疾病。

（3）西葫芦。你可能不知道，西葫芦同样具有通便的功效。西葫芦是南瓜的变种。西葫芦中含有较多的纤维素、木质素、果胶等，这些物质虽然不能被消化酶分解，但却可以促进肠胃蠕动，从而有利于粪便排出。

新鲜西葫芦中约含水分 94%，有润泽肌肤的作用。它属于低嘌呤、低钠、低热量食物，同时还含有丰富的维生素 A，含钾、镁的比例较高，其品质比笋瓜要好。对痛风、高血压病人更有功效。

西葫芦中含有一种干扰素的诱生剂，可刺激机体产生干扰素，提高免疫力，发挥抗病毒和肿瘤的作用。

香港食物安全中心发布的研究报告称，蔬菜在高温 120℃炒制的过程中，会释放令人致癌的丙烯酰胺。炒西葫芦排在了致癌首位,所以建议多用蒸的方法烹调,少用高温煎炒。或炒菜前先用水焯 1 分钟,缩短炒制时间;最好低温烹调,控制锅中食物的温度,以便降低致癌风险。

(4)豆芽。豆芽除了含有较多的纤维素能够促进肠蠕动之外,在豆子发芽的过程中植物凝血酸很快消失,由于酶的作用促使更多的磷、锌等矿物质被释放出来,被人体利用。豆芽除了可以通便之外,同时还有利尿的作用。经常吃豆芽还能起到预防肠癌、口腔炎的功效。

其中,在绿豆发芽的过程中,部分蛋白质可分解为氨基酸,从而增加原有氨基酸含量,具有清热解毒、利尿除湿的作用,适合湿热郁滞、口干口渴、小便赤热、便秘、目赤肿痛等人群食用。若与韭菜同炒或凉拌,用于老年及幼儿便秘,既安全又有良效。烹食绿豆芽时最好先加点醋,这样可使蛋白质尽快凝固,既可保持豆芽体坚挺美观,又可保存营养;同时应热锅快炒,免致过多破坏维生素 C。

黄豆芽在发芽过程中,引起腹胀的棉子糖等物质急剧下降乃至全部消失,这就避免了吃黄豆后腹胀的现象。且黄豆生芽后天门冬氨酯急剧增加,能诱生干扰素,增加体内抗病毒、抗癌肿的能力。其维生素 B_2 含量较高,还有助于预防口角发炎。

(5)芹菜。芹菜有平肝清热、凉血止血、清肠通便等功效。常吃芹菜,不仅能防止胃肠积热便秘,还对预防高血压、动脉硬化等十分有益。

芹菜是高纤维食物,通过肠道消化作用产生一种木质素的物质,这是一种抗氧化剂,高浓度时可抑制肠内细菌产生的致癌物质。它还可以加快粪便在肠内的运转时间,减少致癌物与结肠黏膜的接触达到预防结肠癌的目的。

泰国的一项研究发现,常吃芹菜能减少男性精子的数量,应予以关注。

芹菜性凉质滑,故脾胃虚寒、肠滑不固、血压偏低者以及婚育期男士应少吃芹菜。

(6)黄瓜。黄瓜具有清热、利水、解毒的功效,能够在一定程度上清除胃肠积热,加速胃肠蠕动,预防便秘。但是,虚寒体质者不宜食,多食反而会引起腹泻。

188 还有什么食物有利于通便?

(1)核桃仁。核桃仁润燥滑肠,用于肠燥的便秘。

现代医学研究认为,核桃中的磷脂,对脑神经有良好保健作用。核桃油含有不饱和脂肪酸,有防治动脉硬化的功效。核桃仁中含有锌、锰、铬等人体不可缺少的微量元素。人体在衰老过程中锌、锰含量日渐降低,铬有促进葡萄糖利用、胆固醇代谢和保护心血管的功能。

经常食用核桃,既能健身体,又能抗衰老,防便秘。每天早晚各吃几枚核桃仁,对于身体健康实在大有裨益。

(2)黑芝麻。黑芝麻药食两用,味甘、性平,具有"补肝肾,滋五脏,益精血,润肠燥"等功效,被视为滋补圣品。

芝麻是四大油料作物之一。黑芝麻含油量中大多是不饱和脂肪酸,而亚油酸就约占一半。亚油酸是理想的肌肤美容剂,人体缺乏亚油酸容易引起皮肤干燥;有习惯性便秘的人,肠内存留的毒素会伤害人的肝脏，也会造成皮肤的粗糙。黑芝麻能滑肠治疗便秘，并具有滋润皮肤的作用。

黑芝麻的钙含量远高于牛奶和鸡蛋，每百克黑芝麻中含钙接近 600 毫克，而每百克牛奶中钙含量才 200 毫克左右，由此可见，黑芝麻是补钙佳品。

黑芝麻可以抗衰老。每百克黑芝麻中含蛋白质 21.9 克、脂肪 61.7 克、钙 564 毫克、磷 368 毫克、铁 50 毫克，还含有芝麻素、花生酸、芝麻酚、油酸、棕榈酸、硬脂酸、甾醇、卵磷脂、维生素等营养物质。正因为黑芝麻含有如此丰富的营养，因而在延缓人的衰老及美容方面，才有极大的作用。

黑芝麻水提液能够促使酪氨酸酶表达，黑色素的合成量就得以提高，因此常吃黑芝麻可以减少白发生长。

黑芝麻中富含丰富的天然维生素 E，其含量高居植物性食物之首，维生素 E 是良好的抗氧化剂，适当补充维生素 E 可以起到润肤养颜的作用。其还对人体的生育机能具有良好的促进作用：对于男性，可以使精子数量生成增加、精子活力增强；对于女性，能够使雌性激素浓度提高。因此，又被称为"生育酚"。黑芝麻还富含镁元素，可以提高男性精子的活力，增强生育能力。因此，又被称为男性的"保健素"。

一般建议早晚各服一汤匙黑芝麻粉（15～20 克）。

（3）酸奶。酸奶中部分益生菌可以改善肠道菌群失调，能抑制肠道内腐败菌的繁殖，并减弱腐败菌在肠道内产生的毒素，适合便秘的人食用。但是，本身就易腹泻的人则不适合大量食用，否则可能会加重腹泻。

酸奶中的有益菌能将牛奶中的乳糖和蛋白质分解，使人体更容易消化和吸收，所以有促进胃液分泌、提高食欲、加强消化的功效。有一部分人对鲜奶中的乳糖有过敏，进食鲜奶后常发生腹泻、肠鸣的，可以改吃酸奶。

常饮酸奶可明显降低胆固醇，特别适宜高血脂的人饮用，从而可预防老年人心血管疾病。

由于胃酸有杀菌功效，因此最好不要在空腹时喝含有益生菌的酸奶，一般选择饭后喝效果比较好。

很多人知道酸奶里千千万万的"菌"是好东西，但却不知道如何留住它们。在酸奶刚生产出来时，里面都是活菌，只有冷藏才能将活菌很好地保留下来。因此，喝酸奶前后最好别喝热饮，有人喜欢把酸奶热了喝，这种做法是错误的。

有人认为酸奶越稠越好，但其实很稠的酸奶只是因为加入了各种增稠剂，过多的增稠剂虽然满足了口感，但对身体并无益处。

许多人喜欢喝酸奶，甚至把它当成了饮料，每天好几瓶。但喝酸奶并非越多越好。尤其是保健食品的酸奶，更要控制量。保健食品是具有特定功效的功能性食品，要注意适宜人群和用法用量，不能像普通食品一样随意大量食用。

（4）燕麦。燕麦具有健脾、益气、养胃、润肠的功效。其富含的膳食纤维有通大便的作用。很多老年人喜欢早餐吃燕麦粥，可以缓解便秘，同时又能有效地降低人体中的胆固醇。燕麦中含有极其丰富的亚油酸，对脂肪肝、糖尿病尤其是对中老年人的心脑血管疾病都能起到一定的预防作用。

（5）黑木耳。黑木耳是生长于杨、榕、槐等多种阔叶树朽木上的一种食用真菌，一般以干燥、朵大、肉厚、无树皮杂质为上品。

中医学认为其味甘、性平，"利五脏，宽肠胃"。黑木耳营养丰富，除含有大量蛋白质、糖类、钙、铁、钾、钠、少量脂肪、粗纤维、维生素 B_1、维生素 B_2、维生素 C、胡萝卜素等人体所必需的营养成分外，还含有卵磷脂、脑磷脂等，被称之"素中之荤""中餐中的黑色瑰宝"。

黑木耳中的胶质，可将残留在人体消化系统内的灰尘、杂质吸附聚集，排出体外，起到清涤肠胃的作用。它对胆结石、肾结石等也有化解功能，还有帮助消化纤维类物质的功能。对我们无意中吃下的难以消化的头发、谷壳、木渣、沙子、金属屑等异物有一定的溶解作用。

美国科学家研究发现，常吃黑木耳可抑制血小板凝聚、降低血液中胆固醇的含量，对冠心病、动脉硬化、心脑血管病颇为有益。

黑木耳含有抗肿瘤活性物质，能增强机体免疫力，经常食用可防癌抗癌。黑木耳中铁的含量极为丰富，故常吃黑木耳能养血驻颜，可防治缺铁性贫血。

有出血性疾病、大便易稀溏者不宜食用黑木耳，孕妇也不宜多吃。

要保留黑木耳的全面营养，最佳方法就是生拌。黑木耳中最主要的功能成分是木耳多糖，但木耳多糖很容易受温度的影响，烹饪时间稍长就会被破坏，所以吃的时候，直接把黑木耳用冷水泡发，泡发后用清水多洗几次。然后加上调料凉拌就行了。泡发黑木耳最好不要超过 2 个小时，这样可以减少营养成分的损失。如果实在不习惯生吃，可以将黑木耳泡发好后，用沸水迅速焯一下再拌。

（6）红薯。红薯又名番薯、甘薯、山芋、地瓜等，有"补虚乏，益气力，健脾胃，强肾阴"的功效，使人"长寿少疾"。当代《中华本草》说其："味甘，性平""补中和血、益气生津、宽肠胃、通便秘"。

红薯含有大量不易被消化酵素破坏的纤维素和果胶，能刺激消化液分泌及肠胃蠕动,从而起到通便排毒作用。对老年性便秘有较好的疗效。

红薯除含有丰富的淀粉、膳食纤维外,还含有胡萝卜素,维生素 A、B、C、E 以及钾、铁、铜、硒、钙等 10 余种微量元素和亚油酸等,营养价值很高,被营养学家们称为营养最均衡的保健食品。上述这些物质能保持血管弹性。

每 100 克鲜红薯仅含 0.2 克脂肪,产生 99 千卡热量,大概为大米的 1/3,是很好的低脂肪、低热量食品,同时又能有效地阻止糖类变为脂肪,有利于减肥、健美。

红薯含有的赖氨酸,比大米、白面要高得多,还含有十分丰富的胡萝卜素,可促使上皮细胞正常成熟,抑制上皮细胞异常分化,消除有致癌作用的氧自由基,阻止致癌物与细胞核中的蛋白质结合,增强人体免疫力。日本国家癌症研究中心最近公布的 20 种抗癌蔬菜"排行榜"为:红薯、芦笋、花椰菜、卷心菜、西兰花、芹菜、茄子、辣椒、胡萝卜、黄金花椰菜、油菜、苤蓝、芥末、芥菜、西红柿、小松菜、洋葱、大蒜、青瓜等,其中红薯名列榜首;美国费城医院也从红薯中提取出一种活性物质——去雄酮,它能有效地抑制结肠癌和乳腺癌的发生。

吃红薯要注意数量,否则吃多了难以消化,会出现腹胀、烧心、打嗝、泛酸、排气等不适感。"中满者不宜多食,能壅气。"胃酸多者亦不宜多食,多食令人反酸。素体脾胃虚寒者,不宜生食。

189 能否推荐几个防治便秘的食疗方?

（1）芹梨汁。很多老中医之所以都推荐芹梨汁，一是因为芹菜含有丰富的纤维素，能够促进肠道蠕动，利于排便。二是芹菜和梨本身都能够宣肺清肺。中医学认为"肺与大肠相表里"，早上起来，将芹菜和雪梨打成汁来喝，肺气宣畅，大便也就通畅了。

将芹菜、雪梨洗净，芹菜切断，雪梨切成小块，将这两种食材放入榨汁机中，盖紧杯盖，打成汁即可饮用。芹菜雪梨汁的作用在于内调，贵在坚持。但是，胃溃疡、胃酸分泌过多者和经期女性不宜过多饮用。

（2）鲜土豆汁。300 克新鲜土豆去皮切碎，用干净的纱布包好挤汁，饭前服用 1～2 汤匙，每日 2～3 次，适用于习惯性便秘。

（3）五仁粳米粥。将芝麻、松子仁、柏子仁、胡桃仁、甜杏仁等五仁各 10 克碾碎，与粳米 100 克，加水煮粥。服用时加少许白糖，每日早晚服用。适用于中老年人气血两虚引起的习惯性便秘。

（4）番薯粥。白薯或红薯 300 克、小米 100 克煮粥，熟后加入白糖，每日早晚服用。适用于老年人及产后妇女肠燥便秘伴疲乏无力者。

（5）菠菜芝麻粥。先将 100 克粳米洗净放入锅中，煮至米开花时放入 200 克菠菜，再煮沸后放入 50 克芝麻以及盐、味精适量,空腹时服用。能滋阴养血、润燥通便,适用于老年人阴血不足的便秘。

190 便秘患者多吃泻药有什么危害?

泻药对于便秘患者可能会带来一时的轻松和痛快,但不能解决长期的便秘问题。而且,长期服用泻药会使人产生依赖和耐受,甚至成瘾,其结果是药量越吃越大,而作用却越来越弱,最后变为无效。

另外,泻药还因为对肠道的反复刺激,导致患者出现腹胀、恶心等胃肠功能紊乱,从而使病情复杂化。

191 便秘与肠梗阻有什么不同?

从概念上来说,肠梗阻是一种疾病,而便秘只是一种症状。肠梗阻时由于肠内容物不能顺利通过肠道而导致不能排便、排气。便秘可以是肠梗阻的一个症状,也可能只是单纯的胃肠道功能紊乱或由其他疾病引起的。肠梗阻的治疗比较紧迫,多数需手术解除梗阻,而习惯性便秘一般只要注意饮食,多喝水,多吃蔬菜水果,增加膳食纤维,少吃辛辣黏腻之品即可获得改善。便秘严重的,可以使用开塞露或其他药物治疗缓解症状。

192 中医是怎么认识便秘的?

中医对便秘的辨治分为虚秘和实秘。实秘有热秘、气秘之分;虚秘有气虚便秘、阴血不足便秘、阳虚冷秘之分。

(1)热秘:其主要临床表现为大便干结,数日不通,腹中胀满,或疼痛拒按,面红身热,口干口臭,或口舌生疮,时欲饮冷,小便黄赤,舌干,苔黄或黄燥,甚或焦黄起芒刺,脉滑数。

(2)气秘:常表现有大便秘结,欲便不得,嗳气频作,胸脘痞闷,胁肋胀满,纳食减少,或经期乳胀,舌苔薄白,脉弦。

(3)气虚便秘:症状表现为大便不畅,虽有便意,但解下困难,临厕努挣不出,挣则汗出气短,便后疲乏无力,面色㿠白,倦怠懒言,语音低怯,腹无胀痛,或有肛门脱垂,舌淡嫩,苔薄白,脉虚弱。

(4)阴血不足便秘:可见于热病恢复期,或产后,或高年血虚之人,纳少,大便长期干燥秘结如栗粒状,排便困难,往往数日一次,形体消瘦,面色无华,唇甲淡白,咽干少津,头晕目眩,心慌失眠,舌质淡,或舌红少津,或剥苔、无苔,脉细或细数无力。

(5)阳虚冷秘:症状表现为大便艰涩,排出困难,兼见面色㿠白,四肢不温,喜热怕冷,腹中冷痛,或腰膝酸冷,小便清长,夜间多尿,舌质淡白,苔白润,脉沉迟。

193 如何预防便秘?

(1)避免进食过少或食品过于精细,多食粗纤维、粗粮、豆类,可选食魔芋、琼脂制品及海藻类、蔬菜、水果等。尤其是魔芋制品为葡萄甘露低聚糖(魔芋多糖),是一种可溶性膳食纤维,热量很低,吸水性能很强,可使肠内容物膨胀而增量,促进肠蠕动,有利于通便。每天吃5~10克即可。

(2)适当增加烹调用油量及脂肪食物,如花生油、芝麻油、葵花籽油、奶油等,这些油脂类有润肠通便的作用。还可适当多吃一些产气的食品,如生萝卜、蜂蜜、煮黄豆等,这些食品进入肠道后,能发酵产气,促进肠蠕动,有利于大便排出。

(3)鼓励便秘的朋友每天多喝水(1 500毫升),多喝果汁,每日喝一杯酸奶更可增强消化功能及通便作用。

(4)忌食辣椒等刺激性食品,不喝浓茶、咖啡等饮品。

(5)养成良好的排便习惯。每日定时排便,形成条件反射,建立良好的排便规律。有便意时不要忽视,及时排便。排便的环境和姿势尽量宽松,免得抑制便意、破坏排便习惯。睡醒及餐后,结肠的动作电位活动增强,将粪便向结肠远端推进,故晨起及餐后是最宜排便的时间。

(6)避免排便习惯受到干扰。因精神因素、生活规律改变、长途旅行、过度疲劳等,未能及时排便的容易引起便秘。

(7)避免滥用泻药。滥用泻药会使肠道的敏感性减弱,形成对某些泻药的依赖性,加重便秘。

　　(8) 做到劳逸结合,适当增加运动量,特别是腹肌的锻炼有利于胃肠功能的改善,对于久坐少动和精神高度集中的脑力劳动者更为重要。

　　(9) 解除心理压力,治疗需强调个体化。

194 什么是抗生素相关性腹泻?

　　抗生素相关性腹泻(AAD)是指在应用抗生素之后出现的继发性腹泻,而且是无法用其他原因解释的腹泻。抗生素的滥用是该病的根本原因,大多数轻症患者在停用抗生素后腹泻会自行缓解,往往容易被忽视;重症患者为抗生素伪膜性结肠炎,需要及时诊治,否则会造成严重的并发症,甚至导致死亡。

195 抗生素相关性腹泻有什么样的症状?

　　如果在应用抗生素过程中出现腹泻(症状可轻可重),应警惕该病的可能。

　　(1) 轻型:仅出现每天稀便 2～3 次,持续时间短,停用抗生素后腹泻缓解。

（2）中型：腹泻次数较多，大便常规检查可发现红、白细胞，容易被误诊为感染性腹泻，如果再使用抗生素治疗，会导致更加严重的腹泻。

（3）重型：水样便次数较多，或有黏液便、血便，可伴有发热、腹胀、腹痛、水电解质紊乱等，甚至死亡，故需要及时诊治。

196 如何判断是否得了抗生素相关性腹泻?

凡近期内口服抗生素后，出现腹泻，且连续 2 天以上，就应该引起注意。

最终确诊需要做大便厌氧菌培养，多数有难辨梭状芽胞杆菌生长，该菌的细胞毒性试验可呈阳性，重症的需要做结肠镜检查，观察肠黏膜上有无散状伪膜出现。

一旦怀疑该病应该及时就诊，尽快排除其他肠道疾病引起的腹泻，以免误诊。

197 如何预防抗生素相关性腹泻?

预防该病的关键是要尽量避免自行乱用抗生素，或选用对胃肠道刺激比较小的抗生素，如阿莫西林、头孢克洛、头孢拉定、头孢地尼等。对胃肠道刺激大的抗生素有甲硝唑、诺氟沙星、氧氟沙星、痢特灵等。

在使用抗生素后如果出现腹泻，应立即停用抗生素。

怀疑本病者，不要自行使用止泻药，如"易蒙停"等。可先口服肠道有益菌预防，如培菲康、米雅 BM 等，对肠道正常菌群生长有促进作用，并及时就医确诊。

198 伪膜性结肠炎是一种什么样的疾病？

伪膜性结肠炎是抗生素相关性肠炎中比较重的一种，是由于使用抗生素后导致肠道菌群失调，厌氧菌生长，其细胞毒素损伤肠黏膜所致的。可出现高热、严重腹泻、腹痛、可排出斑块状伪膜，甚则并发中毒性结肠扩张和结肠穿孔，该病病情重，治疗如不及时病死率高，多发生于老年人、重症病人、免疫功能低下及外科大手术后的患者。

199 什么是肠易激综合征？

肠易激综合征（IBS）是一组持续或间歇发作，以腹痛、腹胀、排便习惯和(或)大便性状改变为临床表现,而缺乏胃肠道结构和生化异常的肠道功能紊乱性疾病。典型症状为与排便异常相关的腹痛、腹胀。

200 肠易激综合征可分为几型?

根据罗马Ⅲ分型,肠易激综合征可分为:腹泻主导型、便秘主导型、腹泻便秘交替型及不定型四型。

201 肠易激综合征的常见病因有哪些?

精神、饮食、寒冷等因素可诱使症状复发或加重。肠易激综合征一般不严重,主要是去除病因,然后是一般治疗,包括戒烟、限酒、饮食注意、情绪调控、锻炼。饮食要规律,采用清淡饮食,七八分饱就可以了,避免辛辣、碳酸饮料,避免过酸、过甜的食物,忌浓茶。经常锻炼身体,根据自己年龄选择有氧运动,比如慢跑、快走、骑车、游泳等。保持心情舒畅,遇事不着急、不生气。如果有吸烟习惯一定要戒掉。

病因如下。

（1）胃肠道动力紊乱。肠易激综合征患者小肠消化间期移行性复合运动异常，周期明显缩短，空肠出现较多离散的丛集收缩波，且腹痛发作者中多数与之有关，这些变化在应激状态下和睡眠过程中更为明显。

（2）内脏感觉异常。研究发现肠易激综合征患者多数具有对管腔（直肠）扩张感觉过敏的临床特征，其平均痛觉阈值下降，直肠扩张后的不适程度增强或有异常的内脏-躯体放射痛，提示脊髓水平对内脏感觉信号处理的异常。

（3）精神因素。心理应激对胃肠道功能有显著影响，它在肠易激综合征症状的诱发、加重和持续化中起重要作用，相当一部分患者伴有心理障碍，其中以焦虑、抑郁为主。

（4）肠道感染。部分肠易激综合征患者在发病前有肠道感染史，在由各种病原（包括细菌、病毒、寄生虫）感染引起的胃肠炎患者中有部分发生肠功能紊乱，有10%可发展为感染后肠易激综合征。

（5）其他。部分肠易激综合征患者的症状与食物有关，可加重其症状。食物中的纤维发酵可能是过多气体产生的原因。此外，肠道菌群的紊乱可能也是产生症状的原因之一。

202 临床有哪些表现应考虑肠易激综合征的可能？

肠易激综合征的临床表现如下。

（1）常见症状。①腹痛。腹痛是肠易激综合征的主要症状,伴有大便次数或形状的异常,腹痛多于排便后缓解,部分病人易在进食后出现,腹痛可发生于腹部任何部位,局限性或弥漫性,疼痛性质多样。②腹泻。持续性或间歇性腹泻,粪量少,呈糊状,含黏液;禁食72小时后症状消失;夜间多不出现,有别于器质性疾患;部分患者可因进食诱发;患者可有腹泻与便秘交替现象。③便秘。排便困难,大便干结,量少,可带较多黏液,便秘可间断或与腹泻相交替,常伴排便不尽感。④腹胀。白天较重,尤其在午后,夜间睡眠后减轻。

近半数患者有胃部灼热、恶心、呕吐等胃肠道症状。背痛、头痛、心悸、尿频、尿急、性功能障碍等胃肠外表现较器质性肠病显著多见,部分病人尚有不同程度的心理精神异常表现,如焦虑、抑郁、紧张等。

(2)体征。通常无阳性发现,部分患者有多汗、心率增快、血压高等自主神经失调表现,有时可于腹部触及乙状结肠曲或痛性肠襻。

203 如何治疗肠易激综合征?

治疗应根据患者的具体情况而采用个体化方案,应积极寻找并祛除诱因,减轻症状,治疗只限于对症处理。

(1)调整饮食。详细了解病人的饮食习惯及其与症状的关系,避免敏感食物,减少产气食物(奶制品、大豆、扁豆等),高脂肪食物抑制胃排空,增加胃食管反流机会。高纤维素食物(如麸糠),对改善便秘有一定效果。

(2)心理和行为治疗。对病人进行耐心的解释工作,具体包括心理治疗、生物反馈疗法等,对于有失眠、焦虑等症状者,可适当予以镇静药。

(3)药物治疗。①胃肠解痉药。抗胆碱能药物最常用,尚可部分拮抗胃结肠反射和减少肠内产气,减轻餐后腹痛,钙通道阻滞药如硝苯地平(硝苯吡啶)、匹维溴铵等。②胃肠道动力相关性药物。洛哌丁胺、多潘立酮(吗丁啉)、西沙必利等。③泻药。通常避免使用,但对严重便秘者可短期使用,首选半纤维素或渗透性泻药,睡前服乳果糖15~30毫升,效果较好,尤其适用于老年人。④精神药物。对具有明显精神症状的患者,适当予以镇静剂、抗抑郁药、抗焦虑药有一定帮助。⑤消除胃肠道胀气。临床常用二甲硅油、药用炭(活性炭)具有消气去泡作用。⑥肠道益生菌。部分腹泻型患者可能有肠道菌群的紊乱,应用肠道益生菌类制剂有帮助。⑦中医药。个体化辨证施治。⑧其他。5 - HT4 受体部分激动药替加色罗对便秘型肠易激综合征有效,可明显改善患者的腹痛症状;5 - HT3 受体拮抗药阿洛司琼对以腹泻为主的肠易激综合征有效。

204 哪些食物属于产气食物?

产气食物进入肠道经过肠道细菌分解会产生大量气体,

使肠道扩张,肠蠕动减慢,引起腹胀、腹痛、便秘或腹泻,如咖啡、碳酸饮料、酒、豆类、牛奶、甘蓝等。

205 如何保证每日所需的膳食纤维量?

我们只要保证每天饮食中有 500 克左右的绿叶蔬菜(指生的新鲜蔬菜),如芹菜、白菜、包菜、油菜、菠菜等,并在餐后吃些水果就够了。

206 什么是清淡流质?

清淡流质包括:浓米汤、藕粉、胡萝卜汁、苹果泥汤等。适用于极度衰弱、无力咀嚼食物的重症患者,如高烧,口腔、面颊部等处外科手术前后以及急性胃炎肠炎、消化道不完全性梗阻等疾病患者。

207 如何判断下消化道出血？

一般称十二指肠曲氏韧带以下肠道的出血为下消化道出血。

下消化道出血部位主要在空肠、回肠、结肠、直肠。诊断有时困难，容易发生漏诊、误诊，应加以重视。

下消化道出血常呈暗红色或鲜红色（横结肠中段以下出血呈鲜红色，其以上部位出血为暗红色），不会出现柏油样便或者呕血的症状，出血量大时可见血块。

出血前可出现中、下腹不适，腹痛，排便异常，腹部包块等。

208 上、下消化道出血如何鉴别？

凡是呕血基本上是上消化道出血，柏油样大便大多数也是上消化道出血，但高位小肠出血，血在小肠内停留时间久也可呈柏油样便。有时急性大量上消化道出血（如食管静脉曲张大出血）也可有鲜血便，所以必要时需做上消化道内镜检查来排除上消化道出血。

209 出现下消化道出血应该注意哪些肠道疾病？

引起下消化道出血的原因很多，常见的主要有以下几种。

（1）小肠疾病：急性出血性坏死性肠炎、肠结核、小肠克罗恩病、肠套叠、小肠肿瘤（腺癌、平滑肌瘤、淋巴肉瘤）、小肠憩室、小肠血管畸形、毛细血管瘤、海绵状血管瘤、肠寄生虫病等。

（2）结肠疾病：缺血性肠病、溃疡性结肠炎、结肠息肉、结肠癌、结肠血管畸形、细菌性痢疾等。

（3）直肠疾病：直肠癌、直肠息肉等。

（4）肛管疾病：痔疮、肛裂、肛瘘等。

（5）全身性疾病：血液病（白血病、再障、血友病、血小板减少等）、系统性血管炎、红斑性狼疮及一些重危病人。

总之，有很多疾病可以引起下消化道出血，患者一定要及时就医，明确诊断和治疗。

210 下消化道出血可选择哪些方法进行检查？

（1）纤维结肠镜及小肠胶囊内镜检查：这是下消化道出血定位、定性诊断的首选方法。

（2）X 线钡剂检查：此方法仅适用于出血已经停止和病情稳定的患者，对活动性下消化道出血者不适合。

（3）同位素扫描检查：对肠道有活动性出血的，且出血速度大于每分钟 0.5 毫升的，可以发现出血部位。

当发现大便出血时，一定要及时至医院就诊，听取医生建议，选用适当的方法进行明确诊断，以免延误病情。

211 下消化道出血如何治疗?

（1）止血：局部止血，如肠镜下喷洒止血剂、激光止血、电灼、电凝、息肉摘除等。使用口服或静脉止血剂。

（2）治疗原发病。

（3）全身支持疗法。

（4）必要时手术治疗。

五、胆道及胰腺疾病

212 胆囊在哪里？

正常的胆囊呈小梨形，紧贴在肝下面的胆囊窝内，容积为
30～50毫升，胆囊壁薄而光滑，壁厚1～2毫米。由胆囊管与
胆总管相通。

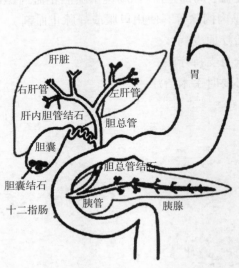

肝脏、胆囊解剖位置示意

213 什么是胆囊壁毛糙？

胆囊壁毛糙是胆囊炎症时的超声影像特征。如果超声显示胆囊壁增厚（壁厚≥3 毫米）、毛糙，结合病人症状和体征应考虑胆囊炎可能。

健康人超声检查若仅发现胆囊壁毛糙，胆囊壁不增厚，无胆囊炎的症状和体征，仅凭胆囊壁毛糙不能诊断为胆囊炎，但需定期随访。

214 什么是胆囊壁结晶？

胆囊壁结晶多为胆囊壁胆固醇结晶。胆汁中的胆固醇含量如果超过了胆汁酸和磷脂溶解胆固醇的能力，胆汁中部分胆固醇不能完全溶解在胆汁中，就会析出胆固醇结晶而沉淀在胆囊壁。胆囊壁结晶是胆囊结石的早期症状。

发现胆囊壁结晶，如有明显右上腹不适，可以通过清淡饮食控制，并定期复查 B 超，观察是否有胆囊结石形成。必要时可考虑服用排石药物。

215 胆囊炎患者应该注意哪些生活细节?

对于慢性胆囊炎的患者,预防急性发作极为重要。

首先是合理的饮食。提倡定时定量,以低脂肪、低胆固醇的饮食为主,包括瘦肉、清蒸鱼、河虾、蛋白、低脂或脱脂牛奶以及水果、蔬菜等。含油脂成分多的坚果及蛋黄、动物内脏、鱼子、肥肉要尽量避免。刺激性饮料食物如酒类、咖啡、浓茶、辣椒、咖喱、胡椒等也应避免食用。

食物的烹饪方法以清蒸、水煮为主,避免油炸食品。

宜食用清淡易消化的碳水化合物,例如土豆、藕粉,但也不宜多吃,特别是对一些肥胖的或者合并有冠心病、高脂血症的胆囊炎患者,每日碳水化合物的总量不超过 300~400 克。

如果是急性胆囊炎,患者应卧床休息,并禁止饮食,多饮水,经治疗好转后,可根据医生的嘱咐,逐渐开放饮食。

216 胆囊结石一定有胆囊炎吗?

有胆囊结石的患者往往伴有慢性胆囊炎,因为囊内的结石多与胆囊壁的黏膜黏着,引起黏膜的损伤,有淋巴细胞浸润,发生炎症。

217 什么是胆囊息肉? 得了胆囊息肉应该怎么办?

胆囊息肉是指胆囊壁向胆腔内突起的一类疾病,也称为胆囊隆起性病变。

如胆囊息肉是多发的,且直径＜10毫米,患者又无明显症状,可间隔6～12个月定期复查彩超。

如胆囊息肉是单发的,且直径＞10毫米,或者患者有明显影响日常工作、生活的症状,可选择胆囊息肉切除术。

若患者年龄大于50岁、胆囊息肉合并胆囊结石,可视为恶性病变的特征性因素,应短期随访。若息肉短期内快速增大或者怀疑是息肉型早期胆囊癌的患者,应尽早考虑手术。

218 哪些情况下应该定期做胆囊彩超检查?

胆囊癌在胆道系统恶性肿瘤的发病率中占首位,近年来发病率有逐渐增高的趋势。胆囊癌起病隐匿,恶性程度高,发展快。早期多与慢性胆囊炎、胆石症的症状相似,一旦发现,许多患者往往已属晚期,失去了手术的机会。故胆囊癌的早期发现很重要,最简单有效的方法就是进行胆囊彩超的定期检查。

因此,下面几种类型的病人应该定期进行胆囊彩超的检查。

（1）年龄在 50 岁以上的胆囊炎、胆石症的病人,尤其是老年女性。

（2）胆囊结石直径大于 20 毫米或是充满型结石者。

（3）胆囊无功能、瓷瓶样胆囊者。

（4）胆囊壁局限性增厚者。

（5）曾行胆囊造瘘者。

（6）胆囊或胆囊管畸形,胆囊排空障碍及胆囊萎缩、纤维化等患者。

219 急性胆囊炎的并发症有哪些?

急性胆囊炎的并发症包括：胆囊穿孔、胆囊周围脓肿、内瘘、肝脓肿、慢性窦道、门静脉炎等。

220 哪些生活习惯容易导致胆囊结石形成?

（1）经常不吃早饭。

（2）喜欢吃甜食。

（3）高脂肪餐。

（4）长期素食。

以上这些饮食及生活习惯，容易导致胆汁中的胆固醇增加，或者胆固醇的溶解度降低，从而导致胆结石的形成。因此，我们要养成良好的饮食就餐习惯。

221 为什么不吃早餐的人容易得胆囊结石？

现代研究表明，不吃早餐容易患胆结石，这是由于空腹时胆汁分泌少，胆汁中胆酸含量降低，而胆固醇含量不变，形成一种高胆固醇的胆汁，时间一长，胆汁中的胆固醇饱和，会在胆囊里沉积结晶而产生结石。

222 胆囊炎病人为什么不宜长期素食？

胆囊炎病人如果长期素食，容易加速胆结石的形成。因为长期素食，容易造成胆囊内胆汁分泌减少，胆汁过分浓缩淤积，有利于细菌的生长繁殖，破坏胆汁的稳定性，从而导致和加速胆结石的形成。因此，胆囊炎患者病情稳定后，应该少量多餐吃些荤菜,不仅保证了患者的营养需要,而且有利于胆汁的分泌、排泄,防止胆结石的形成。

223 胆石症患者在生活上应注意什么?

（1）禁酒及含有酒精的饮料。饮酒不仅能直接导致肝脏的损伤,还能影响胆汁的分泌及排泄,从而刺激胆囊形成新的结石,或是原来的结石、息肉长大,增加胆囊息肉恶变的可能性。

（2）早餐要吃好。胆汁经过一夜在胆囊内储存,时间过长,容易导致结石和息肉的生长,故而应在早餐吃含有植物油的食物,来帮助胆汁的排泄。

（3）晚餐要吃少。胆囊结石病人应以低胆固醇饮食为主,尤其是晚上,不要食用蛋黄、海鲜、肥肉、无鳞鱼类、动物内脏等高胆固醇的食物。

224 什么样的胆囊结石需要手术治疗?

（1）胆管结石伴严重梗阻与感染、中毒性休克或有肝脏并发症。

（2）长期反复发作的梗阻与感染，内科治疗无效。

（3）伴有严重胆囊病变，如结石巨大、结石嵌顿等。

225 什么是体外碎石法？什么样的胆结石可以选择体外碎石法？

体外碎石是利用液电、压电或磁电产生冲击波碎石。

适用于胆囊结石小于 2 厘米，数目小于 2～3 个，且胆囊功能良好者，胆石击碎后可自行排出。

226 什么是 ERCP？

内镜下逆行胰胆管造影（Endoscopic Retrograde Cholangio-Pancreatography，ERCP）是指十二指肠镜插管经乳头进入胆总管行胆总管造影的技术。用于诊治胆道和胰腺疾病，如胆管结石、胰管结石、胆管梗阻、胰管梗阻、化脓性胆管炎、胆源性胰腺炎等。由于其治疗效果确切、创伤小、费用少，而受到消化科医生和普外科医生的重视。

在 ERCP 的基础上，可将十二指肠乳头切开，将胆总管内的结石取出。但是,胆囊结石及泥沙样结石并不适合这种治疗方法。

227 胆囊切除术后可能会出现哪些表现?

胆囊切除术后,可能会有一些术前症状反复出现,也可能会新发一些其他消化道的症状,这些症状,我们统称为胆囊切除术后综合征。它包括:剑突下或者右上腹的疼痛、恶心、呕吐、餐后不适、腹胀、大便次数增多等。

228 什么是急性胰腺炎?

急性胰腺炎是指胰酶在胰腺内被激活而发生自身消化的化学性炎症。胰腺发生炎症后,可干扰胰腺本身的外分泌功能,从而影响消化道的消化和吸收,产生一些代谢性异常妨碍人体的营养维持。

229 引起急性胰腺炎的原因有哪些？

引起急性胰腺炎的原因有很多，但比较常见的病因如下。

（1）胆道疾病：比如胆石症、胆管炎、胆道蛔虫等，其中最常见的是胆石症，所以曾引起胰腺炎的胆石症患者，一般建议对胆石症采取手术治疗。

（2）饮酒。

（3）高甘油三酯血症：高脂血症胰腺炎患者血甘油三酯常大于 11.29 毫摩尔每升（mmol/L）。

（4）胰管阻塞：主要是因为结石、蛔虫、肿瘤等原因引起的梗阻。

230 什么样的腹痛要警惕急性胰腺炎？

腹痛是急性胰腺炎的主要症状之一。其腹痛的程度部位多位于中上腹，也就是肚脐以上肋弓以下的部位，往往呈束带装，也可表现为全腹痛，并可以伴有向背部的反射痛，较一般胃痛的位置低，而胆道疾病的疼痛则位于右上腹。

急性胰腺炎的腹痛多为剧烈腹痛或者刀割样的腹痛，持续时间长，且排便、呕吐后，腹痛不会缓解，并进行性加重，可以伴有发热。

一旦出现上述疼痛,要高度怀疑为急性胰腺炎,必须及时前往医院就诊。

231 什么是慢性胰腺炎?

慢性胰腺炎是由于各种原因造成胰腺局部的、节段性或弥漫性的慢性炎症,导致外分泌和内分泌胰腺组织逐渐被纤维疤痕替代所引起的疾病。患者可能产生外分泌不足(消化不良),或内分泌失调(糖尿病)。

232 慢性胰腺炎的病因是什么?

(1)胆道系统疾病:长期胆囊炎症、胆石症等。

(2)慢性酒精中毒。

(3)急性胰腺炎和严重外伤。

(4)重度营养不良。

(5)其他原因:高钙血症引起的胰管结石,遗传性胰腺炎等。

233 慢性胰腺炎的临床表现有哪些？

（1）腹痛：慢性胰腺炎患者偶可不痛，一旦发作，可有上腹疼痛，持续数小时至数天。

（2）消化不良症状：腹胀、纳呆、嗳气、腹泻、消瘦、乏力等。

（3）黄疸。

（4）并发糖尿病、腹部包块、上消化道出血、脂肪坏死等。

234 胰腺癌的危险因素有哪些？

（1）吸烟：吸烟是胰腺癌最重要的危险因素之一，且吸烟的数量及时间与其危险度呈正比的关系，如果每日吸烟量大于 40 支，那么该患者患胰腺癌的危险度比普通人大 10 倍。

（2）食物因素：含亚硝胺类多的食物、过多的脂肪与蛋白质的摄入。

（3）环境污染、遗传因素等。

（4）慢性疾病：糖尿病与慢性胰腺炎、胰腺的不典型增生。

235 胰腺癌的临床表现有哪些?

胰腺癌早期往往没有典型的临床表现。患者常常表现为无法解释的体重明显减轻以及腹痛,随着病情的逐渐加重,疼痛的位置也较为固定。腹痛多位于上腹部,卧位时加重。如果在没有明显腹痛的情况下,出现逐渐加重的黄疸,也要高度怀疑胰腺癌和胆囊、胆管癌。故对于短期内持续腹痛,却始终无法明确原因的患者,应进行上腹部 CT 检查以明确有无胰腺癌的可能。

六、胃肠镜检查

236 做电子胃镜检查难受吗?

许多人害怕做胃镜检查,一方面是害怕一根长长的管子插入胃内难受,还可能造成损伤;另一方面是因为不太了解胃镜检查对胃病的诊断价值。其实,现在使用的都是纤维胃镜,较细而且柔软,插入很方便,安全性很高。只要操作恰当,对健康无任何影响。一般在检查前要向咽部喷射或者口服局麻药物（利多卡因），以减轻检查时咽部的反应。在检查时为了将胃腔充盈使黏膜显示清楚，往往要向胃内注气，患者有可能会有轻度腹胀，但很快就会消失。检查结束后有的人可能会有咽部不适感或轻微疼痛，几小时后就会消失。

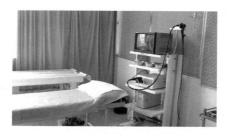

电子胃镜实物

237 胃镜检查怎么做？有什么作用？

胃镜检查是利用一条直径约 1 厘米的黑色塑胶包裹导光纤维的细长管子，前端装有内视镜由受检者嘴中伸入食管，然后进到胃里，最后到达十二指肠。借由光源器所发出之强光，通过导光纤维转动，让医师从另一端清楚地观察食管、胃腔各部位黏膜的状况。必要时，可由胃镜的小管腔伸入夹子做切片检查。全程检查时间约 10 分钟。用胃镜进行检查时，胃的病变组织被放大，医生在视野非常清晰的情况下，可以对胃内疾病一览无遗，检查无损伤、诊断率高。检查与治疗安全、时间短，患者检查前不必紧张，检查时没有很大的不适，检查后很快恢复，医生检查结果准确,十分有利于病情的判断和治疗。

238 做普通胃镜检查痛苦吗?

做普通胃镜检查会有一些不适,但不是特别疼痛,其不适程度因人而异,主要看患者的配合度。患者如果能尽量放松,分散注意力,检查进行就顺利,很快就能检查结束。个别病人可能会出现恶心、呕吐的感觉,属正常现象,缓和一阵就好了。因为做胃镜会从咽喉插软管进去,在插入时病人一定要放松,配合做深呼吸,使软管能顺利通过咽部到达胃部,避免擦伤咽喉。总而言之,尽量放松配合就好,所以做胃镜检查并没有想象中的痛苦难受,更不会损伤身体,做完后咽部会有点不适感,但很快就能恢复,因此大家不用担心。记得一般在做完2小时后方可进食,但要避免吃过硬、过烫的食物,尽量吃点流质或半流质食物以便让胃部舒缓适应。

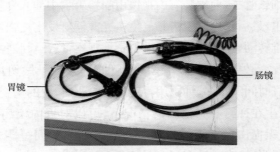

胃镜 ——

—— 肠镜

电子胃肠镜实物

239 什么是无痛胃镜检查? 有什么优点?

　　无痛胃镜检查是相对于普通胃镜检查而言的。无痛胃镜检查是指在做胃镜检查前,先由麻醉师对患者实施静脉麻醉,让患者在麻醉状态下(像睡着一样)和没有痛苦的情况下由医生完成胃镜检查。检查结束后患者能很快醒过来,而没有任何不适,仅仅是费用相对高些。检查时麻醉师在旁会严密观察,保证检查的安全。

　　在无痛性电子胃镜下,对消化道出血、息肉、溃疡狭窄还可以进行多项微创治疗,让患者免于手术开刀之苦。无痛胃镜检查还避免了患者在检查中因呕吐反应影响医生的观察视野,能诊断一些微小的黏膜病变,提高诊断的敏感性和准确性,更能避免常规胃镜检查中患者不自觉躁动引起的机械性损伤。

240 胃镜能诊断哪些疾病?

　　胃镜检查是诊断食管、胃、十二指肠疾病的重要方法。无论是食管炎、胃炎、十二指肠球炎、食管溃疡、胃溃疡、十二指肠溃疡、Barrett 食管、胃平滑肌瘤等,都可以通过胃镜的直接观察进行准确判断,对于进展期的消化道恶性肿瘤(食道癌、胃癌)也能较准确判断。通过在胃镜下活检进行病理检查还能准确地判断各类疾病的严重程度(炎症是否属于活动性、浅表性或萎缩性,有无肠化,有无异型增生,有无幽门螺杆菌,有无癌细胞等)。对于其他检查不能发现的微小病变,胃镜也能做到精确定位,有利于进一步的诊断和治疗。

241 胃镜检查有什么并发症?

胃镜检查绝大多数是安全的,只有极少数可能引起下列并发症。

(1)吸入性肺炎:咽部麻醉后口内分泌物或反流的胃内液体流入气管所致。

(2)穿孔:可能因食管和胃原有畸形或病变、狭窄、憩室等在检查前未被发现而导致穿孔。

(3)出血:原有病变如癌肿或凝血机制障碍在行活检后有可能引起出血,大的胃息肉摘除后其残端也可能出血。

(4)麻醉药物过敏:大多选用利多卡因麻醉,罕见有过敏者。

(5)心脏病患者可出现短暂的心律失常、ST-T改变等。有的由于紧张可使血压升高、心率加快,必要时可以服镇静剂。

242 做胃镜前要先做些什么准备？

（1）前一天禁止吸烟，以免检查时因咳嗽影响插管；禁烟还可减少胃酸分泌，便于医生观察。

（2）检查前患者至少要空腹6小时。如当日上午检查，前一日晚餐后要禁食，当日免早餐；如当日下午检查，早餐可吃少量流质食物，中午禁食。重症及体质虚弱者，禁食后体力难以支持者，检查前应静脉注射高渗葡萄糖液。

（3）为了消除患者的紧张情绪，减少胃液分泌及胃蠕动，驱除胃内的泡沫，使图像更清晰，必要时医生在检查前20～30分钟会给患者使用镇静剂、解痉剂和祛泡剂。对此，患者应有所了解，并给予配合。

（4）为了使胃镜能顺利地通过咽部，做胃镜检查前一般要用咽部麻醉药，患者要按医生的要求进行用药。局部麻醉，只限于咽喉及食管上端。在用上述药前，请患者向医生讲明药物过敏史，即过去对什么药物过敏等，以便医生掌握情况。

（5）病人与医生要合作，检查前病人先去小便排空膀胱，进入检查室后，松开领口及裤带，取下假牙及眼镜，取左侧卧位，或根据需要改用其他体位。插入胃镜后，不能用牙齿咬镜，以防咬破镜身的塑管。身体及头部不能转动，以防损坏镜子并伤害内脏。如有不适情况，病人忍耐一段时间，实在不能忍受，可用手势向施术者（医生或护士）示意，以便采取必要措施。

243 如果怀疑胃部肿瘤，一定要做胃镜吗？

早期胃癌病人一般仅部分有轻度消化不良等症状，如上腹隐痛不适、饱胀、疼痛、恶心、嗳气等，而这些症状并非胃癌所特有，也可见于慢性胃炎、溃疡病、功能性消化不良者。所以很多人，尤其是工作忙碌的年轻人，很容易忽视这些症状。正因为如此，目前胃癌的就诊人群中 70%～80% 的人确诊时已是进展期胃癌，也就是老百姓常说的"中晚期癌症"，而早期胃癌的检出率仅 15%。由于早期胃癌发病不显著，CT 等检查方法对于早期胃癌的排查并无实际意义。因此，怀疑胃部肿瘤，一定要做胃镜检查。

244 什么是食管炎的 A,B,C,D 级？

这是 1994 年第十届世界胃肠病会议上对食管炎内镜提出的洛杉矶分类法（LA 分类法），是根据胃镜下见到的食管黏膜破损的程度进行分级的，为治疗提供依据。

A 级：食管黏膜破损局限于一处，破损长度≤5 毫米。

B 级：食管黏膜破损局限于一处，破损长度＞5 毫米，但黏膜破损间无相互融合。

C 级：两处或两处以上的黏膜破损存在相互融合现象，但小于食管周径的 75%。

D 级：食管黏膜破损融合，且大于食管周径的 75%。

245 胃镜检查发现溃疡，治疗后必须进行复查吗?

即使胃镜检查确认是胃部的良性溃疡，也可能因为各种生物理化因素的刺激导致病变，因此胃镜检查发现溃疡，必须在治疗后进行定期复查。不仅需要观察溃疡的愈合情况，以帮助制定下一步的治疗措施，而且要避免有病变倾向或已经病变的溃疡被忽视而可能带来的严重后果。

246 为什么胃镜检查大多要做活检? 活检对胃有伤害吗?

胃镜下取胃黏膜活检，进行病理检查，这对胃黏膜萎缩、肠化、不典型增生和胃癌的确诊是必须的，同时活检标本还可做幽门螺杆菌检测。胃镜活检检查中的这些发现对胃病的诊治有很大帮助，因此多数情况下胃镜检查需要做活检。

活检是通过一种特殊的器械经过胃镜的活检管道，从患者的胃黏膜上取下一小块组织,这过程中患者没有疼痛的感觉,取下的组织只要不是过大,对胃也没有损伤,只要在检查后不进食刺激性的饮食,取活检的部位很快可以自行修复。

247 萎缩性胃炎多久检查一次胃镜? 根据什么来决定胃镜复查的期限?

有慢性萎缩性胃炎尤其是伴有肠上皮化生或不典型增生者,有反复幽门螺杆菌感染病史者,均应定期进行胃镜检查和随访。胃镜检查的频率可依据不同的情况,正常每 3 个月至 1 年做一次胃镜。健康人应定期做胃镜检查;有家族胃癌病史的人,最好每 3~5 年做一次胃镜。

248 目前胃镜下能开展哪些治疗?

随着胃镜技术的不断发展,能在胃镜下开展的微创治疗也越来越多,大体上有以下几种。

(1)消化道息肉和早癌的胃镜治疗。胃镜下高频电切除术,可在胃镜下摘除息肉,进行黏膜下良性肿瘤的胃镜治疗以及胃部早癌的胃镜下黏膜剥离术。

（2）消化道恶性梗阻的胃镜下内支架置入。

（3）消化道大出血的紧急胃镜诊断和止血，包括胃镜下食管曲张静脉的套扎疗法，硬化剂、组织黏合剂注射，器械止血，烧灼止血。

（4）消化道异物取出术。

249 食管异物可以通过胃镜取出吗？

因饮食不慎，误吞异物，如鱼刺、骨片或脱落的假牙，儿童误将小玩具咽下，如硬币、钮扣、大头针等。异物多嵌顿在食管狭窄处，以第一狭窄处多见。若不及时取出延误治疗可引起食管周围炎和脓肿、纵隔炎和脓肿、食管瘘、穿破大血管引起致命的大出血等。因此，必须在明确异物没有穿破食管壁，并且异物嵌顿能够通过胃镜取出时才能进行。总之，一旦发生误吞异物，应该及时到正规医院治疗。

250 什么是超声内镜？

超声内镜（EUS）是 1980 年由 Di Magno 和 Green 首次将

内镜和超声组合在一起组成的。后经不断改进,将微型高频超声探头安置在内镜顶端,当内镜插入体腔后,通过内镜直接观察腔内的形态,采用高频技术明显提高图像分辨力,发现细小病灶,同时又可以进行实时超声扫描,从而进一步提高了内镜和超声的诊断水平。

251 超声内镜的适应症是哪些?

超声内镜的适应症主要有:

(1) 判断消化道肿瘤的侵犯深度和外科手术切除的可能性;

(2) 判断有无淋巴结转移;

(3) 确定消化道黏膜下肿瘤的起源与性质;

(4) 判断食管静脉曲张的程度与栓塞治疗的效果;

(5) 显示纵膈病变;

(6) 判断消化道溃疡的愈合与复发;

(7) 判断十二指肠壶腹肿瘤;

(8) 判断胆囊和胆总管中下段的良恶性病变;

(9) 胰腺良恶性病变的诊断。

252 超声内镜有哪些禁忌症？

绝对禁忌症有：

（1）严重心肺疾病不能耐受内镜检查者；

（2）处于休克等危重状态者；

（3）疑有胃穿孔者；

（4）不合作的精神病患者或严重智力障碍者；

（5）口腔、咽喉、食管及胃部患有急性炎症者；

（6）其他，如明显的胸主动脉瘤、脑溢血。

相对禁忌症有：

（1）巨大食管室、明显的食管静脉曲张或高位食管癌、高度脊柱弯曲畸形者；

（2）有心脏等重要脏器功能不全者；

（3）高血压未控制者。

253 超声内镜可能会出现哪些并发症？

超声内镜检查一般是安全的，其可能会出现的并发症有：

（1）窒息；

（2）吸入性肺炎；

（3）麻醉意外；

（4）器械损伤；

（5）出血；

（6）心血管意外。

254 结肠镜检查比较难受，为什么一定要做？

结肠镜检查虽然检查过程中有些难受，但是从 20 世纪 70 年代至今极大弥补了其他理化检查、体格检查以及临床诊治的不足和盲区，所以对临床的诊断和治疗有着很重要的指导意义。因此，下列情况下需要做结肠镜检查。

（1）原因未明的便血或持续大便潜血阳性者。

（2）有下消化道症状，如慢性腹泻、长期便秘、大便习惯及性状改变、腹痛、腹胀等诊断不明确者。

（3）X 线钡剂灌肠检查疑有回肠末端及结肠病变，或病变不能确定性质者。

（4）X 线钡剂灌肠检查虽然阴性，但有明显肠道症状或疑有肠道恶性病变者。

（5）低位肠梗阻及腹块，不能排除结肠疾病者。

（6）不明原因的消瘦、贫血。

（7）需要运用结肠镜治疗者，如结肠息肉切除术、止血、乙状结肠扭转或肠套叠复位等。

（8）结肠切除术后，需要检查手术吻合口情况者。

（9）结肠癌术后，息肉切除术后及炎症性肠病治疗后需定期随访者。

（10）肠道疾病手术中需结肠镜协助探查和治疗者。

（11）需做大肠疾病普查者。

255 结肠镜检查前需要做哪些准备工作?

（1）术前医生应充分了解病情。包括详细的病史、体格检查、理化检查，有无钡剂灌肠等，注意有无凝血障碍及是否在服用抗凝药物，了解有无药物过敏及传染病史等，以判断有无结肠镜检查的适应证和禁忌证。如果怀疑有结肠畸形、狭窄等，通常先予以钡剂灌肠检查，以了解肠腔形状后，再决定是否进行结肠镜检查。

（2）签署知情同意书。医生会向病人阐明结肠镜检查过程和镜下治疗可能存在的一些并发症，向患者说明检查的目的和可能出现的问题，征询其同意并签署知情同意书，向患者做好解释工作，解除其思想顾虑和紧张情绪，以便其能配合医生，取得检查成功。

（3）肠道准备。清洁肠道是检查成功的先决条件，结肠镜检查的成败，肠道的清洁程度是关键之一。若结肠粪便残存过多，会影响进镜与观察肠道病变。目前清洁肠道的方法各有其特点。

①聚乙酰二醇（PEG）法：PEG 具有很高的分子质量，在

肠道内既不被水解也不被吸收,因而在肠液内产生高渗透压,可引起渗透性腹泻。术前嘱患者将 PEG 20～30 克溶入 2 000～3 000 毫升水中,在术前 4 小时口服,直至大便排出液清亮为止。

②复方聚乙酰二醇电解质散法:用 PEG 加入电解质液中以提高渗透压,每次将 PEG 2～3 袋溶于电解质溶液中,可减少饮水量至 2 000 毫升,患者较易接受。该法清洁肠道需时短,饮水量少,对肠道刺激小,一般不引起水、电解质失衡。但是,肠道内残留黄色液体较多,部分形成黄色泡沫,可能会影响结肠镜检查的视觉效果。

(4)术前用药。肠镜检查的术前用药对保障插镜的顺利、仔细观察及寻找病变、准确活检和精细的内镜下治疗均十分重要。对一些精神紧张的患者术前用药还有助于减少痛苦,同时促进患者更好地配合检查。

①解痉药:可抑制肠蠕动,解除痉挛,有利于插镜、寻找病变、活检及内镜下治疗。一般于检查前 10～15 分钟肌注山莨菪碱 20 毫克或丁溴东莨菪碱 10 毫克,作用时间 20～30 分钟。如果术中需要稳定肠管亦可随时肌注或静注(对青光眼、前列腺肥大或近期发生尿潴留者忌用)。必要时可改用维生素 K_3 8～16 毫克肌注或硝苯地平 10 毫克舌下含服替代。

②镇静、镇痛药:随着插镜技术的提高,插镜的痛苦已明显减少,国内目前已很少应用镇痛药。仅对少数精神紧张、耐受性差或病情需要者,术前肌肉注射地西泮 10 毫克或静脉推注 5～10 毫克。个别患者可酌情肌肉注射地西泮 5～10 毫克加哌替啶 25～50 毫克。用镇痛药者应时刻警惕因其疼痛被抑制,患者对穿孔前的剧痛感觉迟钝,尤其是有肠管粘连或有溃疡的病例。如继续进镜,就有导致穿孔或浆膜撕裂的危险。

因此，对有乙状结肠、横结肠粘连或该肠段有较深溃疡的病人不适合使用。

③麻醉药：近年来国内外一些医院提倡无痛检查法，通过静脉注射有镇静作用或麻醉作用的药物，使患者处于浅麻醉状态，达到无痛苦检查的目的，因此增加了患者的依从性，也有助于医生的操作和诊断，提高了检查成功率。一般常用药物为异丙酚加芬太尼。

256 结肠镜检查后多久可以进食？

普通肠镜检查结束后即可进食，无痛肠镜检查后 1 小时为宜。

257 目前我国临床常用肠镜有哪几种？

有普通结肠镜、无痛结肠镜、电子小肠镜、胶囊内镜、超声内镜、变焦扩大电子结肠镜、色素内镜等。

258 结肠镜下可以做哪些治疗?

有内镜下高频电切除术、内镜下黏膜剥离术、内镜下息肉摘除术、肠道恶性梗阻的内镜下内支架置入、紧急内镜止血等。

259 炎症性肠病在肠镜下有什么具体表现?

炎症性肠病(IBD)为累及回肠、直肠、结肠的一种特发性肠道炎症性疾病。临床表现为腹泻、腹痛,甚至可有血便。本病包括溃疡性结肠炎(UC)和克罗恩病(CD)。溃疡性结肠炎是结肠黏膜层和黏膜下层连续性炎症,疾病通常先累及直肠或远端结肠,逐渐向全结肠蔓延。克罗恩病可累及全消化道,为非连续性或节段性全层炎症,最常累及部位为末端回肠、结肠和肛周。

260 肠镜下常见的疾病有哪些？

有炎症性肠病、结肠肿瘤、结肠息肉、放射性肠炎、缺血性肠炎、白塞氏综合征、结肠结核等。

261 炎症性肠病患者的肠镜检查需要注意什么？

炎症性肠病若有完全性肠梗阻、瘘管与脓肿形成、急性穿孔或不能控制的大量出血的患者是绝对禁忌肠镜检查的。对于一般炎症性肠病检查，医生要注意注入空气不能过多。因为注气过多，肠内张力增大，易引起穿孔，特别是结肠已有病变者，更易发生。

262 结肠息肉需要多久复查一次？

以半年到一年为宜。

263 肠镜检查后有什么注意事项?

如检查后发现有腹痛、腹胀、发热、呕吐、便血等症,为防止术后穿孔、出血、感染,应尽快急诊就治。

264 女性经期能检查结肠镜吗?

女性经期应避免进行结肠镜检查。

265 结肠镜检查的禁忌症是什么?

(1)腹膜炎、肠穿孔、腹腔内广泛粘连以及各种原因导致的肠腔狭窄者。

(2)肛门、直肠有严重的化脓性炎症,或疼痛性病灶,如肛周脓肿、肛裂。

(3)肝硬化腹水、肠系膜炎症、腹部大动脉瘤、肠管高度异常屈曲及癌肿晚期伴有腹腔内广泛转移者。

（4）妇女妊娠期，曾做过盆腔手术及患盆腔炎者，应严格掌握适应症，慎重对待，妇女经期一般不宜做检查。

（5）各种急性肠炎、严重的缺血性疾病及放射性结肠炎，细菌性痢疾活动期、溃疡性结肠炎急性期，尤其暴发型者。

（6）体弱、高龄病人以及有严重的心脑血管疾病，对检查不能耐受者，检查时必须特别慎重。小儿及精神病患者不宜施行检查，必要时需在全麻下施行。

266 胃肠镜是否可以一起检查?

普通胃肠镜不能同时检查，无痛胃肠镜可以安排同日先后检查。

七、幽门螺杆菌感染

267 什么是幽门螺杆菌?

　　幽门螺杆菌是一种存在于人体胃中的微厌氧的螺旋状微生物。1983 年,澳大利亚的两位科学家首次从慢性活动性胃炎患者的胃黏膜活检组织中分离并培养成功,1989 年被正式命名为幽门螺杆菌(Hp)。目前所知是能够在人胃中生存的唯一的微生物,属于革兰氏阴性杆菌。幽门螺杆菌与诸多疾病,包括慢性胃炎、消化道溃疡、胃癌、胃淋巴瘤、功能性消化不良、胃食管反流病等密切相关。因此,对幽门螺杆菌的防治研究已成为胃肠病研究的重要课题之一。

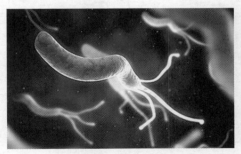

电镜下的幽门螺杆菌

268 幽门螺杆菌是胃癌的"元凶"吗?

幽门螺杆菌感染是慢性活动性胃炎、消化性溃疡和胃癌的致病因素之一。幽门螺杆菌感染者大多数会得胃炎,其中50％的人没有任何症状,10％～15％会发展成溃疡,少数人可能会发展成胃癌。但是,1994年世界卫生组织在大量临床流行病学研究的基础上明确提出幽门螺杆菌为胃癌的Ⅰ类致病因子。因此,可以预测未来随着幽门螺杆菌的根除,胃癌的发病率可能会有一定程度的下降。

269 什么情况下要根治幽门螺杆菌?

幽门螺杆菌是胃炎、消化性溃疡、胃癌的主要原因,也可能与慢性胆道疾病、慢性肠道疾病有关,与冠心病也有一定的相关性。对于患有这些疾病的患者来说,需要根除幽门螺杆菌。

270 幽门螺杆菌会传染吗?

幽门螺杆菌的传染性很强,可通过手、不洁食物、不洁餐具、粪便等途径经口传染。因此,日常饮食要养成良好的卫生习惯,预防感染。

271 "口气重"与幽门螺杆菌感染有关吗?

近年研究表明,人的牙齿菌斑中可分离出幽门螺杆菌,其阳性率与个人卫生条件状况密切相关,所以有人提出幽门螺杆菌传染为口—口途径。患者感染幽门螺杆菌后也可能导致口气重,即口腔有异味,严重者往往还有一种特殊的口腔异味。因此,"口气重"的病人,不但要洗牙,祛除牙结石,治疗牙周病,还要注意有无幽门螺杆菌感染,并给予治疗。

272 感染幽门螺杆菌会有什么症状？

部分患者在感染幽门螺杆菌后可以没有症状，也有部分患者会有胃痛胃胀、嗳气、烧心、消化不良等症状，也就是说在感染幽门螺杆菌后患者的症状不是非常典型的。因此，有无幽门螺杆菌感染需要依靠实验室检测（呼气试验）结合临床症状来综合加以判断。

273 如何判断有无幽门螺杆菌感染？

检测幽门螺杆菌有侵入性和非侵入性两类方法。侵入性方法是在胃镜下采用快速尿素酶试验（RUT）及胃黏膜组织活检切片染色镜检等；非侵入性检测首选^{13}C或^{14}C尿素呼气试验（UBT）。此外，还有血清和分泌物（唾液、尿液等）抗体检测、基因芯片和蛋白芯片检测等。目前临床多采用非侵入性检测来确定。

274 幽门螺杆菌感染后必须进行药物治疗吗？

有幽门螺杆菌感染而本身无症状，又排除胃病史、胃癌家族史、长期服用阿司匹林等解热镇痛药等因素者可以不用药物治疗。因为药物治疗本身也有风险，根除幽门螺杆菌往往需要3～4种药物联合使用，其中至少两种抗生素。抗生素在杀灭病菌的同时也可能带来胃部不适、肝功能损害、皮疹及肠道菌群紊乱等问题。目前还发现根除幽门螺杆菌后胃食管反流性疾病的发生率增加。因此，是否要根除幽门螺杆菌，需请医生综合考虑。

275 幽门螺杆菌感染后如何治疗？

一般采用三联疗法或四联疗法，持续治疗7～14天。根据病情由医生决定。

三联疗法：2种抗生素＋质子泵抑制剂。

四联疗法：2种抗生素＋质子泵抑制剂＋铋剂。

质子泵抑制剂可从奥美拉唑、兰索拉唑、泮托拉唑、雷贝拉唑、埃索美拉唑这些药物中选择一种。

抗生素可从阿莫西林、克拉霉素、甲硝唑、四环素、呋喃唑酮、左氧氟沙星这些药物中选择两种。

铋剂采用枸橼酸铋钾。

276 如何选择幽门螺杆菌的治疗方案？

幽门螺杆菌治疗方案的选择原则是：

（1）采用联合用药方法，国际上普遍采用三联或四联疗法；

（2）幽门螺杆菌的根除率达到 80%，最好在 90% 以上；

（3）无明显副作用，病人能够耐受；

（4）病人经济上可以承受。

277 如何判断幽门螺杆菌是否根除？

判断幽门螺杆菌感染的治疗效果应根据幽门螺杆菌的根除率，而不是清除率。根除率是指药物治疗终止至少 1 个月后，通过呼气试验复查阴性，或病理组织检查复查证实无幽门螺杆菌生长。

278 根除幽门螺杆菌感染失败后怎么办?

对于根除幽门螺杆菌感染治疗失败者建议进一步了解患者以前治疗时用药的情况,判断治疗失败的原因。

有条件者根据药敏试验结果选择有效抗生素,或推荐使用其他抗生素,如喹诺酮类、呋喃唑酮、四环素等。

第二次治疗时适当延长服药时间。

对于重复治疗失败者,需考虑停药一段时间(3 个月或半年),使细菌恢复原来的活跃状态后再进行治疗,以便提高下一次幽门螺杆菌的根除率。

279 治疗幽门螺杆菌感染时饮食要注意什么?

由于幽门螺杆菌感染治疗需要抑制胃酸,理论上讲治疗期间应该不要吃任何东西来刺激胃酸分泌,但这是不可能做到的。因此,只有尽量少食一些刺激胃酸分泌的食物。例如:治疗期间不要喝酸奶或牛奶、低盐、不吃辛辣酸甜及浓油赤酱之品,尽量少吃水果,以便提高幽门螺杆菌的根除率。

280 幽门螺杆菌是如何传播的?

(1)"粪—口"传播。

胃黏膜上皮更新脱落快,寄居其上的幽门螺杆菌必然随之脱落,通过肠道从粪便排出,污染食物和水源,如果不注意饮食卫生,就会再次从我们的口腔进入而感染。目前我们不但可以从胃液中分离培养出幽门螺杆菌,也可以从腹泻和胃酸缺乏的病人粪便中培养出幽门螺杆菌。从自然环境中分离培养出幽门螺杆菌,这是"粪—口"传播的有力证据。有研究从南美国家沟渠水中成功分离出幽门螺杆菌。也有研究显示幽门螺杆菌在牛奶和自来水中不能繁殖,但分别可存活 10 天和 4 天左右。正常人体十二指肠液对幽门螺杆菌有很强的杀灭作用,一般情况下幽门螺杆菌不容易通过这一屏障在粪便中存活。

(2)"口—口"和"胃—口"传播。

"口—口"和"胃—口"传播的根据是随胃上皮细胞脱落的幽门螺杆菌可存活在胃液中,通过"胃—食管"反流进入口腔,滞留在牙菌斑中,通过唾液进行传播感染。已有报道从唾液、反流呕吐物、牙菌斑中检测发现幽门螺杆菌。西非一组报道称,母亲通过咀嚼食物后喂养的幼儿,与非咀嚼喂养的对照比较,前者幽门螺杆菌感染的危险系数为后者的 2.9 倍。综上所述,在自然条件下,幽门螺杆菌可通过"人—人"的口腔传播。

幽门螺杆菌通过宠物、苍蝇、昆虫传播尚未被证实。

281 如何预防幽门螺杆菌的感染?

（1）避免群集性感染幽门螺杆菌。

据了解，幽门螺杆菌的感染具有家庭聚集的倾向。父母传染给子女的概率较高，夫妻也易相互传染，所以幽门螺杆菌感染者应积极预防家人交叉感染。最好同时检查，共同治疗。

（2）保持口腔卫生。

幽门螺杆菌感染者一般具有口臭等口腔问题。因此，保持口腔卫生不容马虎。这对预防和根治幽门螺杆菌感染都很重要。

（3）不宜喝生水和生吃食物。

研究证实，幽门螺杆菌可在自来水中存活 4 天左右，在河水中存活长达 3 年。因此，预防幽门螺杆菌的要点之一，就是不喝生水、不生吃食物等。

（4）餐具器皿应定期消毒。

专家提醒，餐具器皿除了要定期消毒外，刮痕严重的餐具也得定期淘汰更换。对体质较弱的小朋友和老人，应该尽量使用可以高温消毒的餐具。

八、胃肠病与精神、心理因素

282 胃肠病与精神、心理因素有关吗?

　　胃肠病与精神、心理因素有密切的关系,如果慢性胃肠病久治不愈,患者不想吃,吃下去难受,经常胃胀,或者大便不通,每天要吃泻药才能大便,或者经常腹痛腹泻,他们能高兴吗? 这些病人肯定要烦恼、焦虑甚至悲观、抑郁。相反,有的病人有抑郁焦虑症的,也常有不思饮食、嗳气频频、体重减轻、大便不通等胃肠道的不适症状。因此,我们常称胃肠是人体的"第二大脑"。对于这些病人除了给予胃肠道疾病的治疗外,往往要同时给予精神心理的干预和治疗,才能使患者尽快改善症状,减轻病情。

283 如何知道病人是否有精神、心理障碍?

　　通过胃镜和肠镜等的检查,我们基本上能知道患者是否有器质性的胃肠病,也基本能知道这些疾病轻重的情况,如果病人有不可解释的症状,如:嗳气频频、干呕反胃、咽部异物感,胸闷腹胀缺乏规律,工作忙碌时没有不适,空闲时反而症状加重,肠鸣时作,阵发腹痛,痛后腹泻,泻后症减;或大便干结难解、细软不爽,同时伴有失眠多梦、心慌不安、情绪低落、心烦焦虑。对于这些情况,我们都要考虑其是否伴有精神、心理问题。

284 抑郁症的判断标准是什么?

抑郁是一种负性、不愉快的情绪,以情绪低落、哭泣、悲伤、失望、活动能力减退以及思维、认知功能迟缓为主要特征的一类情感障碍。我们要注意不要将正常的情绪波动看成抑郁障碍,也不要对抑郁症视而不见。

以情绪低落为主要特征,持续至少 2 周,并伴有下述症状中的 4 项:

（1）对日常生活丧失兴趣,无愉快感;

（2）精力明显减退,无原因的持续疲乏感;

（3）精神运动性迟滞或激越;

（4）自我评价过低,或自责,或有内疚感;

（5）联想困难,自觉思考能力显著下降;

（6）反复出现想死念头,或有自杀倾向;

（7）失眠、早醒,或睡眠过多;

（8）食欲不振,体重明显减轻;

（9）性欲明显减退。

285 抑郁障碍可能出现哪些躯体症状？

抑郁障碍患者常伴有一定程度的躯体症状，表现形式多种多样，涉及全身各系统，其中：胃肠症状（恶心、呕吐、咽部异物感、纳呆、食后不化、便秘等）；心血管症状（心慌、心动过缓、早搏、心前区不适等）；皮肤和运动系统症状（脱发、皮肤瘙痒、运动迟缓等）；感觉过敏（头痛、颈背部疼痛）等。

286 抑郁障碍的病因是什么？

抑郁障碍的发病原因比较复杂，目前已证实有一定的神经生物学变化基础，主要与大脑神经突触间隙5-羟色胺和去甲肾上腺素等神经递质含量减少有关，同时与内分泌调节功能失调有关。不良的生活事件（如离婚、丧偶、下岗、严重疾病等）以及长期的生活逆境或挫折（如慢性病、家庭不和、生活拮据）均可导致或诱发抑郁症的发生。

287 焦虑症应该如何确诊?

焦虑是一种内心紧张不安、预感到似乎要发生某种不利情况而又难于应付的不愉快情绪。焦虑症的诊断比较复杂,它有焦虑性神经症、社交焦虑障碍、恐怖性神经症和强迫症的不同。需要专业的精神科医生进行诊断。

288 焦虑症有哪些症状表现?

焦虑症的常见表现有:焦虑、恐惧、多疑、惊恐、害怕、担忧、紧张不安、失眠多梦、夜惊、梦魇等。有些病人反复就医,往返于各科门诊之间,求诊于不同的专家医生。他们对自己的健康过分关注,对自己身体的细微变化反应敏感,常常根据自己一知半解的医学知识,作出灾难性的解释,以致坐卧不安、惶惶不可终日。有这些情况的患者应该进行心理咨询,或到精神科由医生进行诊断或排除。

289 焦虑症有哪些胃肠道症状？

焦虑症在胃肠道常出现有反复恶心反胃、嗳气频频、咽部堵塞感、胸闷、窒息感甚至有时感吞咽困难，进食后时感上腹胀气疼痛、胃部烧灼感、肠鸣、肠动感、阵发性腹泻或大便秘结、体重减轻、口苦口腻、舌苔厚腻等症状，有以上症状的，我们要让医生加以诊断和治疗干预。

290 焦虑症的病因是什么？

焦虑症的病因也很复杂，大多认为焦虑性格有一定的遗传倾向，涉及生化、内分泌、神经系统结构，与心理生理、心理动力、社会文化等因素都有关系。

291 抑郁症、焦虑症和抑郁焦虑状态有什么区别？

抑郁症、焦虑症是应该通过精神科的医生，应用很多的评估量表来进行诊断的,不可以随便地给病人戴上"帽子"。综合医院的医生在没有确诊前,根据临床表现,往往会给出"抑郁焦虑状态"的表述。

292 抑郁症和焦虑症是同一个病还是不同的病?

抑郁症、焦虑症严格来说是不同的两个病,但又是难以彻底区分的"难兄难弟",有时表现的是焦虑的症状,而实质是因为抑郁,所以临床医生往往会笼统地称它们为抑郁焦虑症。

293 慢性病患者是否都有心理问题?

根据世界卫生组织调查,在一般人群中因患慢性病而造成心理功能缺损者,占8%左右。当代医学尚无法使一些患病率高的慢性病治愈,以致不少病人成为终身慢性病人,如类风关、糖尿病、冠心病、癌症、中风后遗症、残疾人等。因此,慢性病的种类、病情严重的程度、个体心理特征和社会环境因素等都会不同程度地影响慢性病人的心理反应。

如有些病人对身体方面的微小变化非常敏感,常将原因推向客观，责己少，责人多，常提出过高的治疗和护理要求。常责怪医生未精心治疗，责怪家人未尽心照料，好挑剔，任性，易动感情，人际关系紧张，实际是他们自己已失去治疗疾病的信心，所以我们医生要鼓励病人树立信心，及时肯定成绩，告知病人家属要耐心、热情地照料，采取关心、同情的态度可使矛盾缓和。

294 什么叫心身反应？

精神紧张能引起自主神经和内脏功能的一系列变化，这种变化是可逆的、生理性的，称为心理生理反应，又称心身反应。

295 什么叫心身疾病？

当心身反应的变化持续发展，形成病理性改变时，则称为心身疾病，也称心理生理疾病，是指一些躯体疾病或综合征，它们的发生、发展和防治都与心理因素密切相关。

296 心身疾病有哪些?

心身疾病的范围很大,举例如下(内科系统疾病)。

(1)消化系统心身疾病:胃、十二指肠溃疡,肠易激综合征,神经性厌食,神经性呕吐,溃疡性结肠炎等。

(2)心血管系统心身疾病:原发性高血压病、冠心病、心律失常、神经性心绞痛、心脏神经症等。

(3)呼吸系统心身疾病:支气管哮喘、神经性咳嗽、过度换气综合征等。

(4)神经系统心身疾病:偏头痛,肌痉挛、抽搐,自主神经功能失调等。

(5)泌尿系统心身疾病:遗尿、阳痿、激惹性膀胱等。

(6)内分泌系统心身疾病:甲亢、突眼性甲状腺肿、糖尿病、精神性烦渴、肥胖症等。

297 心身疾病应该如何治疗?

现代健康的概念,不仅是不存在疾病或虚弱,而且需保持生理、心理和适应社会的健全状态。因此,对于病人不但要治疗疾病,还要重视病人的精神心理状态,并给予治疗。

心身疾病的治疗原则如下。

（1）有效的躯体治疗。以解除症状，促使康复。如对溃疡病制酸、高血压病降压、哮喘给予支气管扩张剂治疗等。

（2）心理治疗。通过个别谈话方式，帮助病人更好地适应家庭和社会，消除不良的情绪反应，配合医生积极治疗，可以大大提高疗效，减少病情的反复。

（3）精神药物治疗。在抑郁、焦虑病人中，使用抗抑郁和抗焦虑药物能加速疾病的好转。

（4）行为治疗。如气功、瑜伽疗法等通过自我训练放松全身肌肉、愉悦情绪，也有利于疾病的好转。

（5）环境治疗。人对环境适应是心理健康水平的重要标志。如果环境变化引起人的精神症状和躯体症状，在治疗时让病人对环境作适当调整，或更换环境。如是家庭因素导致发病，需与家庭成员进行沟通，并嘱咐病人要主动适应环境的变化。

298 神经性厌食是怎么回事？

神经性厌食是消化系统的一种心身疾病，以女性青年多见，一般是由于不愿长得太胖，想保持苗条体型，有意节食；或因精神创伤和长期不愉快，不满家庭关系等而发病。起初食欲减退、挑食、偏食，继而感到进食厌恶，日益消瘦，体重下降，甚至出现闭经、骨瘦如柴，但日常基本功能尚能维持，体格检查无器质性病变。对这种神经性厌食病人要探寻其心理背景,让病人了解本病的性质,及时去除精神因素,或应用药物进行干预,同时用中医中药调理脾胃功能,常能获得较好的疗效。

299 为什么说消化性溃疡是一种心身疾病?

消化性溃疡属于一种心身疾病,因为人们很早就认识到消化性溃疡与精神紧张有关。学者发现人在愤怒时胃酸分泌增加,抑郁、失望时胃酸分泌减少。有报道,当病人出现应激反应时会分泌较多的肾上腺皮质激素,使胃酸分泌增加,从而抑制胃黏膜上溃疡面的愈合,产生胃、十二指肠溃疡。特别是十二指肠溃疡与社会心理因素作用尤为密切。这些病人往往具有一定的性格特征,表现为过于自我抑制或竞争性过强等。有研究表明,在德国和日本集中营里出来的幸存者,溃疡病发病率明显增高。

300 什么是神经性呕吐?

神经性呕吐通常由于不愉快的环境或心理紧张导致,这是一种反复不自主的呕吐发作，一般发生在进食完毕后，呕吐物为刚吃进的食物糜，呕吐后即可以进食，不影响食欲，体重减轻不明显，无害怕发胖和减轻体重的想法，体检也无明显导致呕吐的躯体疾病。对于这类病人除应用中药降逆和胃对症治疗外，也要重视心理治疗，必要时根据患者伴有的不同症状选用精神科药物进行干预。

后　记

　　《消化道常见疾病有问必答》很快就要付梓出版了，希望能给读者带去实际的帮助。作为书稿的编写者，此时此刻，我们似乎意犹未尽。因为胃肠病与饮食的关系十分密切，所谓"病从口入"，很多病是吃出来的……所以，我们还想在临床工作之余，继续编写一本《胃肠病与饮食调养》，在饮食问题上给予胃肠病患者以具体的指导和帮助。但愿能尽早完稿，以飨读者。

上海市中医医院余莉芳老中医工作室

上海市中医医院脾胃病科

2017 年 3 月